CKD STAGE 4 KOCHBUCH FÜR SENIOREN

Der ultimative Leitfaden und leicht verständliche Speisepläne und leckere Gerichte zur Verbesserung der Nierenfunktion und Gesundheit

Lori J. Garcia

Inhaltsverzeichnis

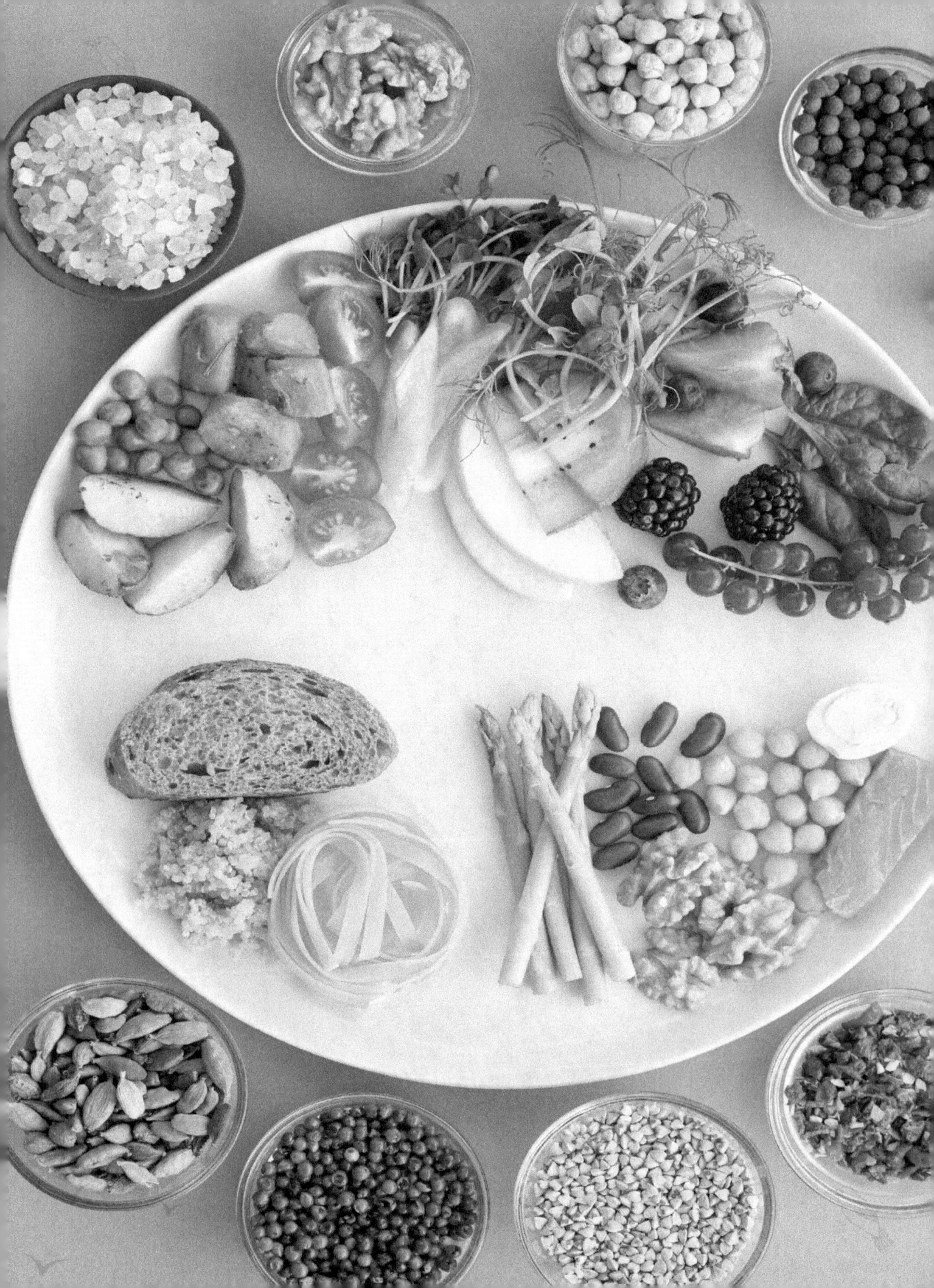

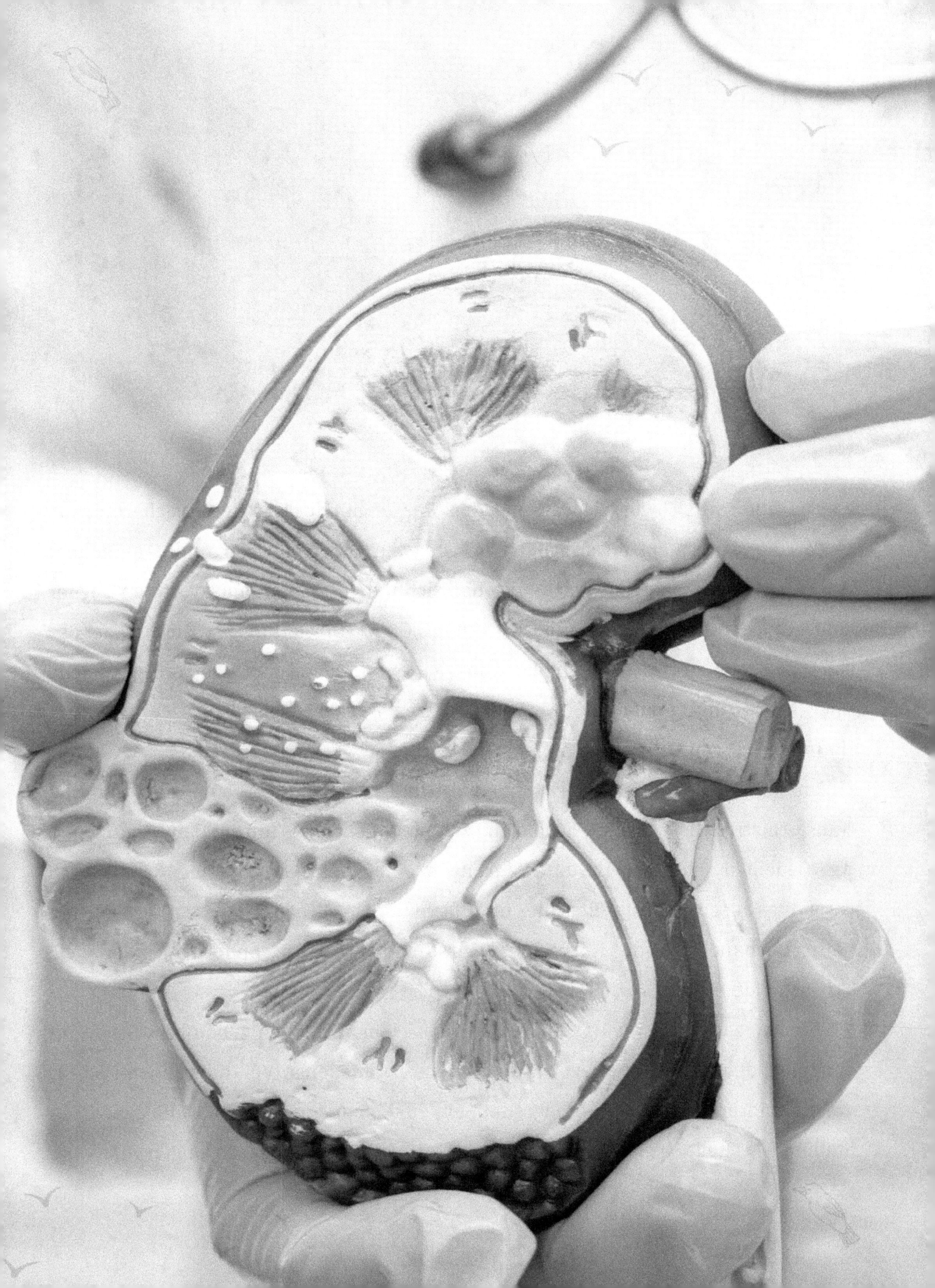

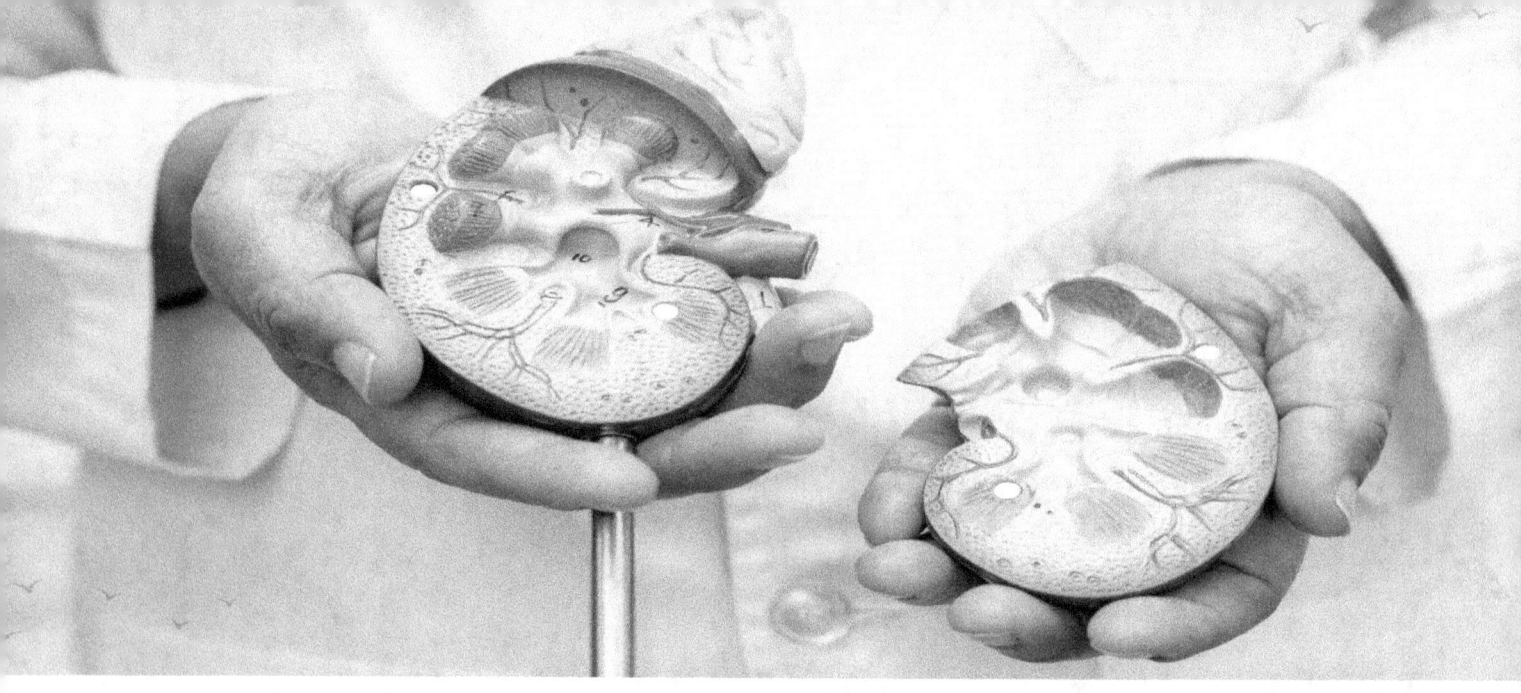

EINFÜHRUNG

Stellen Sie sich vor, Sie wachen jeden Morgen mit der Last der Unsicherheit auf, die schwer auf Ihren Schultern lastet. Sie haben die Jahre mit Anmut und Belastbarkeit gemeistert und sehen sich nun mit einem unerwarteten Gegner konfrontiert: Chronische Nierenerkrankung (CKD) im Stadium 4. Diese Diagnose kann, insbesondere in Ihren goldenen Jahren, entmutigend und überwältigend sein. Aber keine Angst, denn in den Seiten dieses Buches liegt ein Leuchtfeuer der Hoffnung, Führung und Ermächtigung.

Im „CKD Stage 4 Cookbook for Seniors" begeben wir uns gemeinsam auf eine transformative Reise, bei der Ernährung zu einem Eckpfeiler für die Bewältigung und das Gedeihen trotz der Herausforderungen einer Nierenerkrankung wird. Durch sorgfältig ausgearbeitete Rezepte und fachkundige Ernährungsberatung möchte dieses Buch nicht nur den Körper mit Nährstoffen versorgen, sondern auch der Seele Trost spenden.

Die Relevanz und Wichtigkeit dieses Themas kann nicht genug betont werden. Mit zunehmendem Alter unterliegt unser Körper verschiedenen Veränderungen und für viele Senioren wird die Nierengesundheit zu einem vorrangigen Anliegen. CKD-Stadium 4 stellt besondere ernährungstechnische Herausforderungen dar und erfordert eine sorgfältige Beachtung der Nährstoffaufnahme, um die Symptome zu lindern und das allgemeine Wohlbefinden zu verbessern. Meine Sichtweise als erfahrener Ernährungsberater und mitfühlender Betreuer ermöglicht einen ganzheitlichen Ansatz für die Behandlung von CKD, der sich nicht nur auf Einschränkungen, sondern auch auf die Fülle an verfügbaren geschmackvollen und nierenfreundlichen Optionen konzentriert.

Auf diesen Seiten finden Sie eine Roadmap, wie Sie die Komplexität der CKD-Stufe 4 sicher und einfach meistern können. Vom Verständnis der Ursachen und Symptome über die Beherrschung der Flüssigkeitsaufnahme bis hin zur Überwachung wichtiger Nährstoffe wie Natrium, Kalium, Phosphor und Protein ist jedes Kapitel darauf ausgelegt, Ihnen Wissen und praktische Strategien zu vermitteln.

Doch dieses Buch ist mehr als nur eine Sammlung von Rezepten und Ernährungsrichtlinien. Es ist ein Beweis für die Widerstandsfähigkeit des menschlichen Geistes und die Kraft der Nahrung, zu heilen, zu nähren und Freude zu bereiten. Eingebettet in die Seiten sind Geschichten über Triumphe, gemeinsame Erfahrungen und die unerschütterliche Entschlossenheit von Menschen wie Ihnen, die sich weigern, ihr Leben von CKD bestimmen zu lassen.

Lassen Sie uns auf unserer gemeinsamen Reise durch diese Seiten das Versprechen der Möglichkeiten und die transformative Kraft der Ernährung annehmen. Lassen Sie uns mit Mut, Mitgefühl und einem unerschütterlichen Engagement für das Wohlbefinden voranschreiten. Und vor allem sollten wir uns daran erinnern, dass wir mit jeder mit Liebe und Absicht zubereiteten Mahlzeit nicht nur unseren Körper, sondern auch unseren Geist nähren.

Sind Sie bereit für dieses kulinarische Abenteuer? Bereiten Sie sich darauf vor, Ihren Gaumen zu verwöhnen, Ihren Körper zu pflegen und Ihre Vitalität zurückzugewinnen. Die Reise wartet auf Sie und die Möglichkeiten sind endlos. Lasst uns gemeinsam eintauchen.

VERSTÄNDNIS DER CHRONISCHEN NIERENERKRANKUNG IM STADIUM 4

Ursachen und Risikofaktoren

Ursachen von CKD:

- **Diabetes Mellitus:**Diabetes ist eine der Hauptursachen für CKD. Ein hoher Blutzuckerspiegel kann im Laufe der Zeit die Blutgefäße in den Nieren schädigen, was zu Nierenschäden und Funktionsstörungen führen kann.

- **Hypertonie (Bluthochdruck):** Chronischer Bluthochdruck belastet die Nieren und führt zu Schäden an den Blutgefäßen und Filtereinheiten der Nieren.

- Glomerulonephritis: Bei dieser Erkrankung handelt es sich um eine Entzündung der Glomeruli, der winzigen Filter in den Nieren, die zu Nierenschäden und Funktionsstörungen führen kann.

- **Polyzystische Nierenerkrankung (PKD):**PKD ist eine genetische Erkrankung, die durch das Wachstum flüssigkeitsgefüllter Zysten in den Nieren gekennzeichnet ist und zu einer Vergrößerung der Nieren und einer Beeinträchtigung ihrer Funktion führt.

- **Autoimmunerkrankungen:**Erkrankungen wie Lupus und IgA-Nephropathie können dazu führen, dass das Immunsystem die Nieren angreift, was zu Entzündungen und Schäden führt.

- **Obstruktion der Harnwege:** Verstopfungen im Harntrakt, wie zum Beispiel Nierensteine oder eine vergrößerte Prostata, können unbehandelt zu Nierenschäden führen.

Risikofaktoren für CKD:

- **Alter:** Das Risiko, an einer chronischen Nierenerkrankung zu erkranken, steigt mit zunehmendem Alter, insbesondere bei älteren Menschen.

- Familienanamnese: Eine Nierenerkrankung oder ähnliche Erkrankungen in der Familienanamnese können das Risiko für die Entwicklung einer chronischen Nierenerkrankung erhöhen.

- **Fettleibigkeit:** Übergewicht belastet die Nieren und ist mit einem erhöhten CNE-Risiko verbunden, insbesondere wenn es mit Erkrankungen wie Diabetes und Bluthochdruck einhergeht.

- **Rauchen:** Rauchen kann die Blutgefäße schädigen und das Risiko einer Nierenerkrankung erhöhen.

- Ethnische Zugehörigkeit: Bestimmte ethnische Gruppen, wie etwa Afroamerikaner, Hispanics und amerikanische Ureinwohner, haben ein höheres Risiko, an CNI zu erkranken.

- **Herzkreislauferkrankung:**Erkrankungen wie Herzerkrankungen und Schlaganfall stehen in engem Zusammenhang mit CKD, da sie gemeinsame Risikofaktoren wie Diabetes und Bluthochdruck aufweisen.

Präventions- und Managementstrategien:

- **Änderungen des Lebensstils:**Ein gesunder Lebensstil, einschließlich regelmäßiger Bewegung, der Aufrechterhaltung eines gesunden Gewichts und der Vermeidung des Rauchens, kann dazu beitragen, das Risiko einer chronischen Nierenerkrankung zu verringern.

- **Blutdruck- und Blutzuckerkontrolle:**Die Behandlung von Erkrankungen wie Bluthochdruck und Diabetes durch Medikamente, Ernährung und Änderungen des Lebensstils ist für die Vorbeugung von Nierenschäden von entscheidender Bedeutung.

- **Regelmäßige Überwachung:** Senioren mit Risikofaktoren für CKD sollten sich regelmäßigen Untersuchungen und einer Überwachung der Nierenfunktion unterziehen, um Anzeichen einer Beeinträchtigung frühzeitig zu erkennen.

Symptome und Komplikationen

Die chronische Nierenerkrankung (CKD) im Stadium 4 weist verschiedene Symptome und Komplikationen auf, die die Gesundheit und Lebensqualität älterer Menschen erheblich beeinträchtigen können. Das frühzeitige Erkennen dieser Anzeichen ist für eine wirksame Behandlung und rechtzeitige Intervention von entscheidender Bedeutung. In diesem Kapitel untersuchen wir die häufigsten Symptome und Komplikationen im Zusammenhang mit CNI im Stadium 4 und geben Senioren wertvolle Einblicke, worauf sie achten und wie sie damit umgehen können.

Die Symptome einer CKD im Stadium 4 verstehen:

- **Ermüdung:**Senioren mit CKD im Stadium 4 leiden häufig unter anhaltender Müdigkeit und Schwäche aufgrund der Ansammlung von Abfallprodukten im Blut und einer verminderten Produktion von Erythropoietin, einem Hormon, das für die Produktion roter Blutkörperchen verantwortlich ist.
- **Schwellung (Ödem):**Ödeme oder Schwellungen treten häufig an Beinen, Knöcheln und Füßen auf, da Flüssigkeitsansammlungen aufgrund einer eingeschränkten Nierenfunktion auftreten.
- **Veränderungen beim Wasserlassen:** Ältere Menschen bemerken möglicherweise Veränderungen in ihren Harngewohnheiten, wie z. B. häufigeres Wasserlassen, schaumigen Urin oder Schwierigkeiten beim Wasserlassen, was auf eine Nierenfunktionsstörung hinweisen kann.

- **Anhaltender Juckreiz:** Urämischer Pruritus oder anhaltender Juckreiz ist ein häufiges Symptom einer fortgeschrittenen chronischen Nierenerkrankung, die durch die Ansammlung von Abfallprodukten im Blut verursacht wird.

- **Kurzatmigkeit:** Eine Flüssigkeitsansammlung in der Lunge (Lungenödem) aufgrund einer Flüssigkeitsüberladung kann zu Atemnot führen, insbesondere bei körperlicher Aktivität oder im Liegen.

Komplikationen der CKD im Stadium 4:

- *Herzkreislauferkrankung:* Bei Senioren mit CNI im Stadium 4 besteht ein erhöhtes Risiko für kardiovaskuläre Komplikationen wie Herzerkrankungen, Bluthochdruck und Schlaganfall, da eine Nierenfunktionsstörung zu einem Ungleichgewicht der Elektrolyte und Flüssigkeitsretention führen kann.

- *Anämie:* Eine verringerte Produktion von Erythropoetin durch die Nieren kann zu Anämie führen, die durch eine niedrige Anzahl roter Blutkörperchen und Symptome wie Müdigkeit, Schwäche und Kurzatmigkeit gekennzeichnet ist.

- *Knochen- und Mineralstörungen:* CKD kann das Gleichgewicht von Kalzium, Phosphor und Vitamin D im Körper stören und zu Knochenerkrankungen wie Osteoporose und renaler Osteodystrophie führen, die das Risiko von Frakturen erhöhen.

- *Flüssigkeits- und Elektrolytungleichgewicht:* Eine beeinträchtigte Nierenfunktion kann zu einem Ungleichgewicht der Elektrolyte wie Natrium, Kalium und Kalzium führen, was zu Symptomen wie Muskelkrämpfen, Schwäche und unregelmäßigem Herzschlag führen kann.

- *Unterernährung:* CKD kann den Appetit und die Nährstoffaufnahme beeinträchtigen, was zu Mangelernährung und Gewichtsverlust führt, was die Symptome und Komplikationen weiter verschlimmert.

- **Medikamentenmanagement:**Senioren mit CKD im Stadium 4 benötigen möglicherweise Medikamente zur Behandlung von Symptomen wie Bluthochdruck, Anämie und Knochenerkrankungen.

- **Ernährungsumstellungen:** Eine nierenfreundliche Ernährung mit wenig Natrium, Kalium, Phosphor und Protein kann dazu beitragen, die Symptome zu lindern und das Risiko von Komplikationen zu verringern.

- **Flüssigkeitsmanagement:** Die Überwachung der Flüssigkeitsaufnahme und die Einhaltung der von Gesundheitsdienstleistern verordneten Flüssigkeitsbeschränkungen können dazu beitragen, eine Flüssigkeitsüberladung zu verhindern und Symptome wie Ödeme und Kurzatmigkeit zu lindern.

- **Regelmäßige Überwachung:** Senioren mit CKD im Stadium 4 sollten sich einer regelmäßigen Überwachung der Nierenfunktion, des Blutdrucks und anderer relevanter Parameter unterziehen, um Symptome und Komplikationen frühzeitig zu erkennen und zu behandeln.

Bedeutung der Ernährung bei der Behandlung von CKD

Die Ernährung spielt eine entscheidende Rolle bei der Behandlung chronischer Nierenerkrankungen (CKD), insbesondere bei Senioren mit CKD im Stadium 4. Eine ausgewogene Ernährung, die auf die spezifischen Bedürfnisse von Personen mit chronischer Nierenerkrankung zugeschnitten ist, kann dazu beitragen, das Fortschreiten der Krankheit zu verlangsamen, die Symptome zu lindern und das Risiko von Komplikationen zu verringern. In diesem Kapitel untersuchen wir die Bedeutung der Ernährung bei der Behandlung von CNI und stellen Senioren praktische Ernährungsrichtlinien zur Unterstützung ihrer Nierengesundheit zur Verfügung.

- ***Erhaltung der Nierenfunktion:***Eine nierenfreundliche Ernährung zielt darauf ab, die Belastung der Nieren zu verringern, indem sie die Aufnahme bestimmter Nährstoffe wie Natrium, Kalium, Phosphor und Protein begrenzt, die zu Nierenschäden beitragen können.

- ***Management der Symptome:*** Die richtige Ernährung kann dazu beitragen, Symptome wie Müdigkeit, Schwellungen und Flüssigkeitsansammlungen zu lindern, die häufig mit einer chronischen Nierenerkrankung einhergehen, und so die Lebensqualität älterer Menschen insgesamt verbessern.

- ***Vermeidung von Komplikationen:***Eine ausgewogene Ernährung kann dazu beitragen, Komplikationen wie Herz-Kreislauf-Erkrankungen, Anämie, Knochenerkrankungen und Unterernährung vorzubeugen, die bei Menschen mit chronischer Nierenerkrankung häufig auftreten.

- ***Aufrechterhaltung der allgemeinen Gesundheit:***Die Ernährung ist wichtig für die Aufrechterhaltung der allgemeinen Gesundheit und des Wohlbefindens sowie für die Unterstützung der Immunfunktion, des Energieniveaus und der Stoffwechselprozesse, insbesondere bei Senioren mit chronischen Erkrankungen.

Wichtige Ernährungsaspekte bei CKD:

- **Natriumbeschränkung:**Die Begrenzung der Natriumaufnahme ist entscheidend für die Bewältigung von Flüssigkeitsretention, Bluthochdruck und kardiovaskulären Komplikationen bei chronischer Nierenerkrankung. Senioren sollten darauf abzielen, den Verzehr von verarbeiteten und salzigen Lebensmitteln zu reduzieren und sich nach Möglichkeit für frische, vollwertige Lebensmittel zu entscheiden.

- **Kaliummanagement:** Senioren mit chronischer Nierenerkrankung müssen möglicherweise ihre Kaliumaufnahme überwachen, um einer Hyperkaliämie vorzubeugen, einer Erkrankung, die durch einen hohen Kaliumspiegel im Blut gekennzeichnet ist. Kaliumreiche Lebensmittel wie Bananen, Orangen, Kartoffeln und Tomaten sollten in Maßen verzehrt werden.

- **Phosphorkontrolle:** Eine übermäßige Phosphoraufnahme kann bei chronischer Nierenerkrankung zu Knochen- und Mineralstoffstörungen führen. Senioren sollten den Verzehr von phosphorreichen Lebensmitteln wie Milchprodukten, Nüssen, Samen und verarbeiteten Lebensmitteln mit Phosphatzusätzen einschränken.

- **Proteinmoderation:**Eine Einschränkung der Proteinaufnahme kann dazu beitragen, die Produktion von Abfallprodukten im Körper zu reduzieren und so die Nieren zu entlasten. Senioren sollten sich an ihren Arzt oder einen registrierten Ernährungsberater wenden, um ihren individuellen Proteinbedarf zu ermitteln und ihre Ernährung entsprechend anzupassen.

- **Flüssigkeitsmanagement:**Senioren mit chronischer Nierenerkrankung müssen möglicherweise ihre Flüssigkeitsaufnahme überwachen, um Flüssigkeitsüberladung und Schwellungen vorzubeugen. Die Einhaltung der von Gesundheitsdienstleistern verordneten Flüssigkeitsbeschränkungen und die Wahl von durstlöschenden, natriumarmen Getränken können dazu beitragen, die Flüssigkeitszufuhr aufrechtzuerhalten und gleichzeitig die Flüssigkeitsansammlung zu minimieren.

Praktische Tipps für eine nierenfreundliche Ernährung:

- **Lebensmitteletiketten lesen:**Senioren sollten lernen, Lebensmitteletiketten zu lesen, um versteckte Quellen für Natrium, Kalium, Phosphor und Protein in verpackten Lebensmitteln zu identifizieren und fundierte Entscheidungen zu treffen.

● **Essensplanung:** Die frühzeitige Planung ausgewogener Mahlzeiten und Snacks kann Senioren dabei helfen, ihren Nährstoffbedarf zu decken und gleichzeitig diätetische Einschränkungen einzuhalten. Durch die Einbeziehung einer Vielzahl von Lebensmitteln aus unterschiedlichen Lebensmittelgruppen wird eine ausreichende Versorgung mit essentiellen Nährstoffen gewährleistet.

● **Kochtechniken:** Wenn Sie sich für Kochmethoden entscheiden, die den Einsatz von Salz minimieren, wie Grillen, Braten, Dämpfen und Würzen mit Kräutern und Gewürzen, können Sie den Geschmack von Gerichten verbessern, ohne die Nierengesundheit zu beeinträchtigen.

● **Teil Kontrolle:** Die Überwachung der Portionsgrößen und die Vermeidung von übermäßigem Essen können Senioren dabei helfen, ihre Nährstoffaufnahme zu kontrollieren und einen übermäßigen Verzehr von Natrium, Kalium, Phosphor und Protein zu verhindern.

Wichtige zu überwachende Nährstoffe (Natrium, Kalium, Phosphor, Protein)

Senioren mit einer chronischen Nierenerkrankung (CKD) im Stadium 4 müssen genau auf die Aufnahme bestimmter Nährstoffe über die Nahrung achten, um ihre Erkrankung effektiv behandeln zu können. Die Überwachung wichtiger Nährstoffe wie Natrium, Kalium, Phosphor und Protein ist für den Erhalt der Nierenfunktion, die Vorbeugung von Komplikationen und die Verbesserung der allgemeinen Gesundheit von entscheidender Bedeutung. In diesem Kapitel geben wir Senioren praktische Anleitungen zur Überwachung dieser Nährstoffe und zum Treffen fundierter Ernährungsentscheidungen zur Unterstützung ihrer Nierengesundheit.

Natrium:

● **Bedeutung:**Natrium spielt eine entscheidende Rolle bei der Regulierung des Flüssigkeitshaushalts und des Blutdrucks im Körper. Eine übermäßige Natriumaufnahme kann jedoch zu Flüssigkeitsansammlungen, Bluthochdruck und Herz-Kreislauf-Komplikationen führen, die die Nierenfunktion bei Personen mit chronischer Nierenerkrankung weiter verschlechtern können.

● **Ernährungsempfehlungen:** Senioren mit CKD im Stadium 4 sollten darauf abzielen, ihre Natriumaufnahme auf weniger als 2.300 Milligramm pro Tag zu begrenzen, oder sogar noch niedriger, wenn ihr Arzt es ihnen empfiehlt. Dazu gehört die Reduzierung des Verzehrs von verarbeiteten und salzigen Lebensmitteln wie Dosensuppen, abgepackten Snacks, Wurstwaren und Fast Food.

Praktische Tipps:

● Bevorzugen Sie frische, vollwertige Lebensmittel statt verarbeiteter Lebensmittel.

● Verwenden Sie Kräuter, Gewürze und Zitronensaft, um Gerichten Geschmack zu verleihen, ohne auf Salz angewiesen zu sein.

● Lesen Sie die Lebensmitteletiketten sorgfältig durch und wählen Sie nach Möglichkeit natriumarme oder natriumfreie Alternativen.

● Vermeiden Sie es, beim Kochen oder am Tisch zusätzliches Salz zu den Mahlzeiten hinzuzufügen.

Kalium:

● **Bedeutung:**Kalium ist für die Aufrechterhaltung einer normalen Muskelfunktion, Nervenübertragung und Herzrhythmus unerlässlich. Bei Senioren mit chronischer Nierenerkrankung besteht jedoch möglicherweise das Risiko einer Hyperkaliämie (hoher Kaliumspiegel), die zu Herzrhythmusstörungen und anderen Komplikationen führen kann.

- **Ernährungsempfehlungen:**Senioren mit CKD im Stadium 4 sollten ihre Kaliumaufnahme mäßigen, indem sie kaliumreiche Lebensmittel wie Bananen, Orangen, Kartoffeln, Tomaten und grünes Blattgemüse meiden. Kochmethoden wie Kochen oder Auslaugen können dazu beitragen, den Kaliumgehalt in bestimmten Lebensmitteln zu reduzieren.

Praktische Tipps:

- Wählen Sie kaliumarmes Obst und Gemüse wie Äpfel, Beeren, Gurken und grüne Bohnen.
- Spülen Sie Obst- und Gemüsekonserven aus, um überschüssiges Kalium zu entfernen.
- Begrenzen Sie die Aufnahme von kaliumreichen Milchprodukten und Ersatzprodukten wie Joghurt und Mandelmilch.
- Vermeiden Sie Salzersatzstoffe, die Kaliumchlorid enthalten.

Phosphor:

- *Bedeutung:*Phosphor spielt eine wichtige Rolle für die Knochengesundheit, den Energiestoffwechsel und die Zellfunktion. Bei Senioren mit chronischer Nierenerkrankung kann es jedoch zu einer Hyperphosphatämie (hoher Phosphorspiegel) kommen, die zu Knochen- und Mineralstoffstörungen wie einer renalen Osteodystrophie führen kann.

- *Ernährungsempfehlungen:*Senioren mit CKD im Stadium 4 sollten ihre Phosphoraufnahme begrenzen, indem sie phosphorreiche Lebensmittel wie Milchprodukte, Nüsse, Samen, Vollkornprodukte und verarbeitete Lebensmittel mit Phosphatzusätzen meiden. Es ist wichtig, Lebensmitteletiketten zu lesen und sich für Alternativen mit niedrigem Phosphorgehalt zu entscheiden.

Praktische Tipps:

● Wählen Sie Milchprodukte mit niedrigem Phosphorgehalt, wie Frischkäse, Ricotta-Käse und milchfreie Milchprodukte.

● Entscheiden Sie sich für magere Proteinquellen wie Geflügel, Fisch und Eiweiß, die im Vergleich zu rotem Fleisch weniger Phosphor enthalten.

● Bohnen und Hülsenfrüchte über Nacht einweichen und das Einweichwasser wegschütten, um den Phosphorgehalt zu reduzieren.

● Vermeiden Sie phosphorhaltige Lebensmittelzusatzstoffe wie Phosphorsäure und Natriumphosphat.

Eiweiß:

● **Bedeutung:**Protein ist für die Gewebereparatur, das Muskelwachstum und die Immunfunktion unerlässlich. Allerdings müssen Senioren mit chronischer Nierenerkrankung möglicherweise ihre Proteinaufnahme mäßigen, um die Produktion von Abfallprodukten wie Harnstoff zu reduzieren, die die Nieren belasten können.

● **Ernährungsempfehlungen:**Senioren mit CKD im Stadium 4 sollten sich an ihren Arzt oder einen registrierten Ernährungsberater wenden, um ihren individuellen Proteinbedarf zu ermitteln und ihre Ernährung entsprechend anzupassen. Dies kann eine Reduzierung des Verzehrs von proteinreichen Lebensmitteln wie Fleisch, Geflügel, Fisch, Milchprodukten und pflanzlichen Proteinquellen beinhalten.

- Entscheiden Sie sich für kleinere Portionen proteinreicher Lebensmittel und konzentrieren Sie sich auf die Einbeziehung von mehr pflanzlichen Proteinen wie Bohnen, Linsen, Tofu und Tempeh.

- Wählen Sie magere Fleischstücke und entfernen Sie sichtbares Fett, um die Protein- und Phosphoraufnahme zu reduzieren.

- Verteilen Sie die Proteinzufuhr gleichmäßig über den Tag, um den Muskelerhalt zu unterstützen und eine übermäßige Abfallproduktion zu verhindern.

- Erwägen Sie die Einnahme hochwertiger Proteinpräparate oder nierenspezifischer Proteinpulver, wenn die Proteinzufuhr über die Nahrung nicht ausreicht.

Flüssigkeitsaufnahmemanagement

Krankheit (CKD). Das richtige Flüssigkeitsmanagement hilft, eine Flüssigkeitsüberladung zu verhindern, das Elektrolytgleichgewicht aufrechtzuerhalten und Symptome wie Ödeme und Kurzatmigkeit zu lindern. In diesem Kapitel untersuchen wir die Bedeutung der Steuerung der Flüssigkeitsaufnahme und bieten praktische Richtlinien für Senioren, um ihre Flüssigkeitszufuhr zu optimieren und gleichzeitig das Risiko von Komplikationen im Zusammenhang mit CKD zu minimieren.

Bedeutung des Flüssigkeitsaufnahmemanagements:

- **Flüssigkeitsüberladung vorbeugen:**Bei Senioren mit CKD im Stadium 4 besteht aufgrund der eingeschränkten Nierenfunktion das Risiko einer Flüssigkeitsansammlung, die zu Komplikationen wie Ödemen, Bluthochdruck und Herzversagen führen kann.

- **Aufrechterhaltung des Elektrolytgleichgewichts:**Das richtige Flüssigkeitsmanagement trägt dazu bei, das Gleichgewicht von Elektrolyten wie Natrium, Kalium und Chlorid im Körper aufrechtzuerhalten, was für die normale Zellfunktion und die allgemeine Gesundheit unerlässlich ist.

- **Linderung der Symptome:**Eine optimale Flüssigkeitsaufnahme kann dazu beitragen, Symptome wie Kurzatmigkeit, Schwellungen und Bluthochdruck zu lindern und so die Lebensqualität von Senioren mit chronischer Nierenerkrankung zu verbessern.

Richtlinien zur Flüssigkeitsaufnahme für Senioren mit CKD im Stadium 4:

- **Individuelle Empfehlungen:**Die Empfehlungen zur Flüssigkeitsaufnahme können je nach Faktoren wie Nierenfunktion, Körpergewicht, Alter und zugrunde liegenden Gesundheitszuständen variieren. Senioren sollten sich an ihren Arzt oder einen registrierten Ernährungsberater wenden, um ihren spezifischen Flüssigkeitsbedarf zu ermitteln.

- **Überwachung des Flüssigkeitsausstoßes:** Senioren mit chronischer Nierenerkrankung kann empfohlen werden, ihre Flüssigkeitsausscheidung, einschließlich Urinmenge und -häufigkeit, zu überwachen, um ihren Flüssigkeitsstatus zu beurteilen und ihre Flüssigkeitsaufnahme entsprechend anzupassen.

- **Einhaltung von Flüssigkeitsbeschränkungen:** Einigen Senioren mit chronischer Nierenerkrankung kann von ihrem Arzt eine Flüssigkeitseinschränkung verordnet werden, um einer Flüssigkeitsüberladung vorzubeugen. Es ist wichtig, diese Einschränkungen einzuhalten und die Flüssigkeitsaufnahme aus allen Quellen, einschließlich Getränken und Lebensmitteln mit hohem Wassergehalt, zu überwachen.

- **Auswahl feuchtigkeitsspendender Getränke:**Die Entscheidung für feuchtigkeitsspendende Getränke wie Wasser, Kräutertee und verdünnte Fruchtsäfte kann Senioren dabei helfen, ihren Flüssigkeitsbedarf zu decken, ohne überschüssige Kalorien, Natrium oder Zucker zu sich zu nehmen.

- **Flüssigkeitsreiche Lebensmittel einschränken:** Senioren sollten auf den Verzehr von Nahrungsmitteln mit hohem Wassergehalt wie Suppen, Eintöpfen, Obst und Gemüse achten, da diese zur Gesamtflüssigkeitsaufnahme beitragen können.

- **Den Durst bewältigen:**Senioren sollten auf die Durstsignale ihres Körpers achten und nach Bedarf Flüssigkeit zu sich nehmen, um den Flüssigkeitshaushalt aufrechtzuerhalten. Den ganzen Tag über Wasser zu trinken und eine wiederverwendbare Wasserflasche dabei zu haben, kann Senioren dabei helfen, auch unterwegs ausreichend Flüssigkeit zu sich zu nehmen.

Tipps zum Umgang mit der Flüssigkeitsaufnahme:

- **Begleiten:**Senioren können mithilfe eines Flüssigkeitsaufnahmetagebuchs ihre tägliche Flüssigkeitsaufnahme und -abgabe verfolgen und so ihren Flüssigkeitsstatus überwachen und Muster im Zeitverlauf erkennen.

- **Übermäßige Flüssigkeitsaufnahme vermeiden:** Senioren sollten es vermeiden, kurzfristig übermäßig viel Flüssigkeit zu sich zu nehmen, da dies die Nieren überfordern und zu einer Flüssigkeitsüberladung führen kann.

- **Ich suche Rat:** Senioren mit chronischer Nierenerkrankung sollten sich von ihrem Arzt oder einem registrierten Ernährungsberater beraten lassen, wenn sie Fragen oder Bedenken zum Umgang mit der Flüssigkeitsaufnahme haben, insbesondere wenn bei ihnen Symptome wie Schwellungen, Kurzatmigkeit oder Veränderungen der Urinausscheidung auftreten.

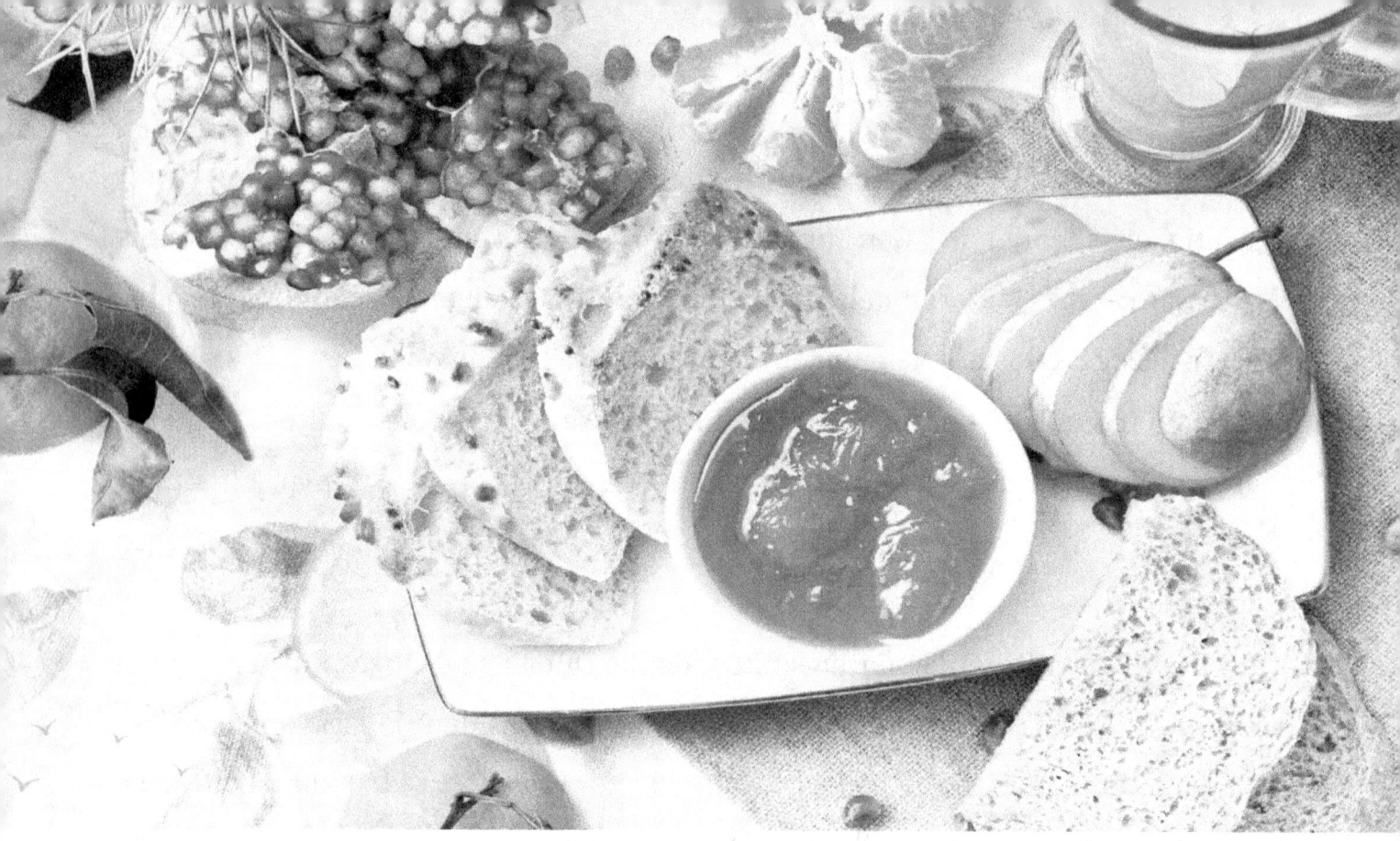

Alle Rezepte dienen „Einem"

FRÜHSTÜCKSREZEPTE

Proteinarme Pfannkuchen

Zutaten:

- 1/4 Tasse Hafermehl
- 1 Esslöffel gemahlener Leinsamen
- 1/4 Teelöffel Backpulver
- Prise Salz
- 1/4 Tasse ungesüßte Mandelmilch
- 1/2 Teelöffel Vanilleextrakt
- 1 Teelöffel Ahornsirup (optional)

- 1 Teelöffel Kokosöl zum Kochen
- Frische Beeren zum Garnieren (optional)

Anweisungen:

1. In einer Rührschüssel Hafermehl, gemahlene Leinsamen, Backpulver und Salz vermischen.

2. Mandelmilch, Vanilleextrakt und Ahornsirup (falls verwendet) zu den trockenen Zutaten hinzufügen. Rühren, bis alles gut vermischt ist und ein glatter Teig entsteht.

3. Kokosöl in einer beschichteten Pfanne bei mittlerer Hitze erhitzen.

4. Gießen Sie eine kleine Menge Teig in die Pfanne, um Pfannkuchen zu formen. Auf jeder Seite 2-3 Minuten braten, bis sie goldbraun sind.

5. Wiederholen Sie den Vorgang mit dem restlichen Teig und geben Sie nach Bedarf mehr Kokosöl in die Pfanne.

6. Auf Wunsch die Pfannkuchen mit frischen Beeren servieren.

Gemüse-Frittata

Zutaten:

- 2 große Eier
- 2 Esslöffel ungesüßte Mandelmilch
- 1/4 Tasse gewürfelte Paprika
- 1/4 Tasse gewürfelte Tomaten
- 1/4 Tasse gehackter Spinat
- 1 Esslöffel gehackte frische Kräuter (wie Petersilie oder Basilikum)
- Salz und Pfeffer nach Geschmack
- 1 Teelöffel Olivenöl

1. Heizen Sie den Ofen auf 350 °F (175 °C) vor.

2. In einer Rührschüssel Eier und Mandelmilch verquirlen. Mit Salz und Pfeffer würzen.

3. Olivenöl in einer ofenfesten Pfanne bei mittlerer Hitze erhitzen.

4. Gewürfelte Paprika und Tomaten in die Pfanne geben und 2-3 Minuten braten, bis sie leicht weich sind.

5. Gehackten Spinat hinzufügen und eine weitere Minute kochen, bis er zusammenfällt.

6. Gießen Sie die Eiermischung über das Gemüse in der Pfanne. Gehackte frische Kräuter darüber streuen.

7. 3-4 Minuten auf dem Herd kochen, bis die Ränder fest werden.

8. Schieben Sie die Pfanne in den vorgeheizten Ofen und backen Sie sie 10–12 Minuten lang oder bis die Frittata fest ist und oben leicht gebräunt ist.

9. Nehmen Sie es aus dem Ofen und lassen Sie es einige Minuten abkühlen, bevor Sie es in Scheiben schneiden und servieren.

Haferflocken mit Fruchtkompott

Zutaten:

● 1/4 Tasse Haferflocken

● 1/2 Tasse Wasser

● 1/4 Tasse ungesüßte Mandelmilch

● 1/2 Teelöffel gemahlener Zimt

● 1/4 Teelöffel Vanilleextrakt

● 1/4 Tasse gemischte Beeren (wie Blaubeeren, Erdbeeren oder Himbeeren)

● 1 Teelöffel Ahornsirup (optional)

- 1 Esslöffel gehackte Nüsse (z. B. Mandeln oder Walnüsse) zum Garnieren (optional)

1. In einem kleinen Topf Haferflocken, Wasser, Mandelmilch, Zimt und Vanilleextrakt vermischen.

2. Die Mischung bei mittlerer Hitze zum Kochen bringen, dann die Hitze reduzieren und unter gelegentlichem Rühren 3–5 Minuten köcheln lassen, bis die Haferflocken gar sind und die Mischung eindickt.

3. Während die Haferflocken kochen, bereiten Sie das Fruchtkompott zu. In einem separaten Topf die gemischten Beeren bei schwacher Hitze erhitzen. 3–5 Minuten kochen lassen, oder bis die Beeren weich werden und ihren Saft abgeben.

4. Ahornsirup (falls verwendet) einrühren und eine weitere Minute weiterkochen. Vom Herd nehmen.

5. Servieren Sie die Haferflocken mit dem Fruchtkompott und nach Wunsch mit gehackten Nüssen. Warm genießen.

Joghurtparfait mit Beeren

Zutaten:

- 1/2 Tasse fettarmer griechischer Naturjoghurt
- 1/4 Tasse gemischte Beeren (wie Blaubeeren, Erdbeeren oder Himbeeren)
- 1 Esslöffel gehackte Nüsse (z. B. Mandeln oder Walnüsse)
- 1 Esslöffel gemahlener Leinsamen
- 1 Teelöffel Honig oder Ahornsirup (optional)

1. In ein Servierglas oder eine Schüssel die Hälfte des griechischen Joghurts schichten.

2. Die Hälfte der gemischten Beeren auf die Joghurtschicht geben.

3. Die Hälfte der gehackten Nüsse und gemahlenen Leinsamen über die Beeren streuen.

4. Wiederholen Sie die Schichten mit dem restlichen Joghurt, Beeren, Nüssen und Leinsamen.

5. Nach Belieben Honig oder Ahornsirup darüber träufeln.

6. Sofort servieren oder bis zum Verzehr im Kühlschrank aufbewahren. Genießen Sie dieses erfrischende und proteinreiche Frühstücksparfait

Avocado-Toast mit Tomate und Basilikum

Zutaten:

- 1 Scheibe Vollkornbrot (natriumarm, falls verfügbar)
- 1/4 reife Avocado
- 1 kleine Tomate, in Scheiben geschnitten
- 1 Esslöffel gehacktes frisches Basilikum
- Prise Salz und Pfeffer
- 1 Teelöffel Olivenöl

Anweisungen:

1. Die Scheibe Vollkornbrot goldbraun rösten.

2. Während das Brot röstet, zerdrücken Sie die reife Avocado in einer kleinen Schüssel mit einer Gabel, bis eine glatte Masse entsteht.

3. Sobald der Toast fertig ist, verteilen Sie das Avocadopüree gleichmäßig auf der Oberfläche.

4. Den Avocado-Toast mit Tomatenscheiben und gehacktem frischem Basilikum belegen.

5. Olivenöl über die Tomaten und das Basilikum träufeln.

6. Mit einer Prise Salz und Pfeffer abschmecken.

7. Sofort servieren und diese nahrhafte und schmackhafte Frühstücksoption genießen!

Chinasamenpudding mit gemischten Früchten

Zutaten:

- 2 Esslöffel Chiasamen
- 1/2 Tasse ungesüßte Mandelmilch
- 1/4 Teelöffel Vanilleextrakt
- 1 Teelöffel Honig oder Ahornsirup (optional)
- 1/4 Tasse gemischtes Obst (z. B. gewürfelte Mangos, Kiwis und Ananas)
- 1 Esslöffel ungesüßte Kokosraspeln (optional)

Anweisungen:

1. In einer kleinen Schüssel oder einem Glas Chiasamen, Mandelmilch, Vanilleextrakt und Honig oder Ahornsirup (falls verwendet) vermischen. Zum Mischen gut umrühren.

2. Decken Sie die Schüssel oder das Glas ab und stellen Sie es mindestens 2 Stunden oder über Nacht in den Kühlschrank, damit die Chiasamen die Flüssigkeit aufnehmen und zu einer puddingähnlichen Konsistenz eindicken können.

3. Sobald der Chiasamen-Pudding fest ist, rühren Sie ihn gut um, um eventuelle Klumpen aufzulösen.

4. Den Pudding in eine Servierschüssel oder ein Glas geben.

5. Nach Belieben mit gemischten Früchten und ungesüßten Kokosraspeln belegen.

Spinat-Tomaten-Ei-Muffins

Zutaten:

- 2 große Eier
- 2 Esslöffel ungesüßte Mandelmilch
- 1/4 Tasse gehackter Spinat
- 1/4 Tasse gewürfelte Tomaten
- 1 Esslöffel gehackte Frühlingszwiebeln
- Salz und Pfeffer nach Geschmack
- Kochspray

Anweisungen:

1. Heizen Sie den Ofen auf 175 °C (350 °F) vor und fetten Sie eine Muffinform leicht mit Kochspray ein.

2. In einer Rührschüssel Eier und Mandelmilch verrühren, bis alles gut vermischt ist.

3. Gehackten Spinat, gewürfelte Tomaten, gehackte Frühlingszwiebeln, Salz und Pfeffer unterrühren.

4. Gießen Sie die Eimischung gleichmäßig in die vorbereitete Muffinform und füllen Sie jede Form zu etwa drei Vierteln.

5. Im vorgeheizten Ofen 20–25 Minuten backen oder bis die Eiermuffins fest sind und oben leicht gebräunt sind.

6. Aus dem Ofen nehmen und einige Minuten abkühlen lassen, bevor die Eiermuffins aus der Form genommen werden.

7. Warm servieren und diese köstlichen und proteinreichen Eiermuffins zum Frühstück genießen!

Bananen-Walnuss-Smoothie

Zutaten:

- 1 reife Banane, geschält und in Scheiben geschnitten
- 1/4 Tasse fettarmer griechischer Naturjoghurt
- 1/2 Tasse ungesüßte Mandelmilch
- 1 Esslöffel gemahlener Leinsamen
- 1 Esslöffel gehackte Walnüsse
- 1/4 Teelöffel gemahlener Zimt
- 1 Teelöffel Honig oder Ahornsirup (optional)
- Eiswürfel (optional)

Anweisungen:

1. In einem Mixer Bananenscheiben, griechischen Joghurt, Mandelmilch, gemahlene Leinsamen, gehackte Walnüsse, gemahlenen Zimt und Honig oder Ahornsirup (falls verwendet) vermischen.
2. Pürieren Sie alles, bis es glatt und cremig ist, und fügen Sie bei Bedarf Eiswürfel hinzu, um eine kältere Konsistenz zu erhalten.
3. Abschmecken und die Süße bei Bedarf mit zusätzlichem Honig oder Ahornsirup anpassen.
4. Gießen Sie den Smoothie in ein Glas und servieren Sie ihn sofort als nahrhafte und sättigende Frühstücksoption!

Blaubeer-Chia-Samen-Overnight-Oats

Zutaten:

- 1/4 Tasse Haferflocken
- 1 Esslöffel Chiasamen
- 1/2 Tasse ungesüßte Mandelmilch
- 1/4 Teelöffel Vanilleextrakt
- 1/4 Tasse frische Blaubeeren
- 1 Esslöffel gehackte Mandeln
- 1 Teelöffel Honig oder Ahornsirup (optional)

Anweisungen:

1. In einem Glas oder Behälter mit Deckel Haferflocken, Chiasamen, Mandelmilch und Vanilleextrakt vermischen. Zum Mischen gut umrühren.

2. Frische Blaubeeren vorsichtig unterheben.

3. Decken Sie das Glas oder den Behälter ab und stellen Sie es über Nacht oder mindestens 4 Stunden lang in den Kühlschrank, damit die Haferflocken und Chiasamen die Flüssigkeit aufnehmen und weich werden können.

4. Rühren Sie die Mischung vor dem Servieren gut um und passen Sie die Konsistenz bei Bedarf mit mehr Mandelmilch an.

5. Mit gehackten Mandeln belegen und bei Bedarf mit Honig oder Ahornsirup beträufeln.

6. Genießen Sie diese köstlichen und nahrhaften Overnight Oats kalt oder bei Zimmertemperatur für ein stressfreies Frühstück!

Hüttenkäse und Obstschale

Zutaten:

- 1/2 Tasse fettarmer Hüttenkäse
- 1/4 Tasse gewürfelte Ananas
- 1/4 Tasse gewürfelte Mango
- 1/4 Tasse geschnittene Erdbeeren
- 1 Esslöffel gehackte Mandeln oder Walnüsse
- 1 Teelöffel Honig oder Ahornsirup (optional)
- Frische Minzblätter zum Garnieren (optional)

Anweisungen:

1. In eine Servierschüssel fettarmen Hüttenkäse geben.
2. Gewürfelte Ananas, Mango und geschnittene Erdbeeren auf dem Hüttenkäse anrichten.
3. Streuen Sie gehackte Mandeln oder Walnüsse über die Früchte.
4. Für noch mehr Süße nach Belieben mit Honig oder Ahornsirup beträufeln.
5. Für einen Hauch von Farbe und Geschmack mit frischen Minzblättern garnieren.
6. Kühl servieren und diese proteinreiche und erfrischende Obstschale zum Frühstück genießen!

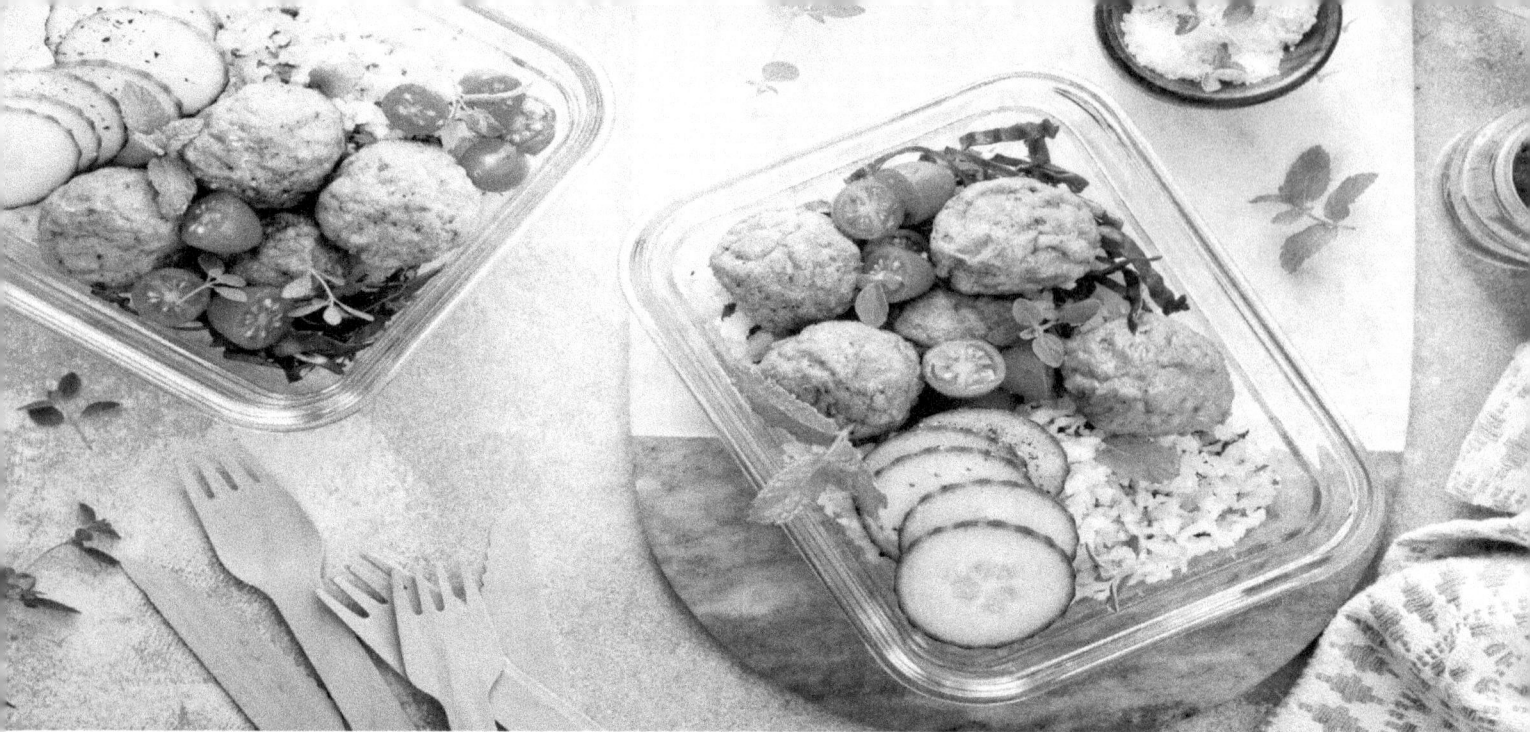

MITTAGSREZEPTE

Truthahn-Gemüse-Pfanne

Zutaten:

- 1/2 Tasse gekochte Putenbrust, in Scheiben geschnitten
- 1/2 Tasse gemischtes Gemüse (wie Paprika, Brokkoli, Karotten und Zuckererbsen), in Scheiben geschnitten
- 1 Esslöffel natriumarme Sojasauce
- 1 Teelöffel Sesamöl
- 1/2 Teelöffel gehackter Knoblauch
- 1/2 Teelöffel gehackter Ingwer
- 1/4 Teelöffel Maisstärke mit 1 Esslöffel Wasser vermischt
- Gekochter brauner Reis oder Quinoa zum Servieren

Anweisungen:

1. Erhitzen Sie eine beschichtete Pfanne oder einen Wok bei mittlerer bis hoher Hitze.

2. In Scheiben geschnittene Putenbrust und gemischtes Gemüse in die Pfanne geben. 3–5 Minuten unter Rühren braten, bis das Gemüse zart-knusprig ist und der Truthahn durchgewärmt ist.

3. In einer kleinen Schüssel natriumarme Sojasauce, Sesamöl, gehackten Knoblauch und gehackten Ingwer verrühren.

4. Gießen Sie die Sauce über den Truthahn und das Gemüse in der Pfanne.

5. Rühren Sie die Maisstärkemischung ein, um die Soße zu verdicken. Unter ständigem Rühren eine weitere Minute kochen lassen.

6. Vom Herd nehmen und die Truthahn-Gemüse-Pfanne über gekochtem braunem Reis oder Quinoa servieren.

7. Genießen Sie dieses schmackhafte und proteinreiche Mittagessen!

Quinoa-Gemüse-Salat

Zutaten:

- 1/2 Tasse gekochte Quinoa
- 1/2 Tasse gemischtes Gemüse (wie Kirschtomaten, Gurken, rote Zwiebeln und Paprika), gewürfelt
- 2 Esslöffel gehackte frische Petersilie oder Koriander
- 1 Esslöffel natives Olivenöl extra
- 1 Esslöffel Zitronensaft
- Salz und Pfeffer nach Geschmack
- 1 Esslöffel zerbröckelter Feta-Käse (optional)

Anweisungen:

1. In einer Rührschüssel gekochtes Quinoa, gemischtes Gemüse und gehackte frische Petersilie oder Koriander vermischen.

2. Den Salat mit nativem Olivenöl extra und Zitronensaft beträufeln.

3. Mit Salz und Pfeffer abschmecken und vermengen, bis alles gut vermischt ist.

4. Den Quinoa-Gemüse-Salat in eine Servierschüssel geben.

5. Streuen Sie nach Wunsch zerbröselten Feta-Käse darüber, um den Geschmack zu verstärken.

6. Als erfrischende und nahrhafte Mittagsoption gekühlt oder bei Zimmertemperatur servieren!

Gebackener Lachs mit Dillsauce

Zutaten:

- 1 (4-6 Unzen) Lachsfilet
- 1/2 Esslöffel Olivenöl
- Salz und Pfeffer nach Geschmack
- 1/2 Zitrone, in dünne Scheiben geschnitten
- 1 Esslöffel gehackter frischer Dill
- 1/4 Tasse griechischer Naturjoghurt
- 1/2 Teelöffel Zitronenschale
- 1 Teelöffel Zitronensaft

Anweisungen:

1. Heizen Sie den Ofen auf 375 °F (190 °C) vor.

2. Das Lachsfilet auf ein mit Backpapier ausgelegtes Backblech legen.

3. Olivenöl über den Lachs träufeln und mit Salz und Pfeffer abschmecken.

4. Zitronenscheiben auf dem Lachs anrichten und mit gehacktem frischem Dill bestreuen.

5. Im vorgeheizten Ofen 12–15 Minuten backen oder bis der Lachs gar ist und sich mit einer Gabel leicht zerteilen lässt.

6. Während der Lachs backt, bereiten Sie die Dillsauce zu. In einer kleinen Schüssel griechischen Naturjoghurt, Zitronenschale und Zitronensaft vermischen. Rühren, bis alles gut vermischt ist.

7. Sobald der Lachs fertig ist, nehmen Sie ihn aus dem Ofen und servieren Sie ihn mit der Dillsauce als Beilage.

8. Genießen Sie diesen aromatischen und proteinreichen gebackenen Lachs zum Mittagessen!

Truthahn-Avocado-Wrap

Zutaten:

- 1 Vollkorn- oder natriumarme Tortilla
- 2-3 Scheiben gekochte Putenbrust
- 1/4 Avocado, in Scheiben geschnitten
- 1/4 Tasse gemischter Salat
- 1 Esslöffel Hummus oder fettarmer griechischer Joghurt
- 1/2 Teelöffel Dijon-Senf
- Salz und Pfeffer nach Geschmack

Anweisungen:

1. Legen Sie die Vollkorn- oder natriumarme Tortilla flach auf eine saubere Oberfläche.

2. Verteilen Sie Hummus oder fettarmen griechischen Joghurt gleichmäßig auf der Tortilla.

3. Gekochte Putenbrustscheiben, Avocadoscheiben und gemischte Salatblätter in der Mitte der Tortilla anrichten.

4. Dijon-Senf über die Füllung träufeln und mit Salz und Pfeffer abschmecken.

5. Falten Sie die Seiten der Tortilla ein und rollen Sie sie dann fest auf, sodass ein Wrap entsteht.

6. Schneiden Sie den Wrap diagonal in zwei Hälften und servieren Sie ihn sofort oder wickeln Sie ihn für später in Pergamentpapier ein.

7. Genießen Sie diesen nahrhaften und sättigenden Truthahn-Avocado-Wrap zum Mittagessen!

Linsen- und Gemüsesuppe

Zutaten:

- 1/4 Tasse trockene Linsen, abgespült und abgetropft
- 1 Tasse natriumarme Gemüsebrühe
- 1/2 Tasse gewürfelte Karotten
- 1/2 Tasse gewürfelter Sellerie
- 1/4 Tasse gewürfelte Zwiebel
- 1 Knoblauchzehe, gehackt
- 1/2 Teelöffel getrockneter Thymian
- Salz und Pfeffer nach Geschmack
- 1 Esslöffel gehackte frische Petersilie zum Garnieren (optional)

Anweisungen:

1. In einem mittelgroßen Topf Linsen, Gemüsebrühe, gewürfelte Karotten, gewürfelten Sellerie, gewürfelte Zwiebeln, gehackten Knoblauch, getrockneten Thymian, Salz und Pfeffer vermischen.

2. Die Mischung bei mittlerer bis hoher Hitze zum Kochen bringen, dann die Hitze reduzieren und 20–25 Minuten köcheln lassen, oder bis die Linsen und das Gemüse weich sind.

3. Wenn die Suppe zu dick wird, fügen Sie nach Bedarf mehr Gemüsebrühe oder Wasser hinzu, um die gewünschte Konsistenz zu erreichen.

4. Sobald die Suppe gar ist, vom Herd nehmen und etwas abkühlen lassen.

5. Die Linsen-Gemüse-Suppe in eine Servierschüssel füllen und nach Belieben mit gehackter frischer Petersilie garnieren.

6. Warm servieren und diese herzhafte und nahrhafte Suppe zum Mittagessen genießen!

Thunfischsalat-Salat-Wraps

Zutaten:

- 1/2 Dose (ca. 2,5 Unzen) mit Wasser gefüllter Thunfisch, abgetropft
- 1 Esslöffel gewürfelte rote Zwiebel
- 1 Esslöffel gewürfelter Sellerie
- 1 Esslöffel gewürfelte Gurke
- 1 Esslöffel griechischer Naturjoghurt
- 1 Teelöffel Dijon-Senf
- Salz und Pfeffer nach Geschmack
- 2 große Salatblätter (z. B. Römer- oder Buttersalat)

Anweisungen:

1. In einer kleinen Schüssel abgetropften Thunfisch, gewürfelte rote Zwiebeln, gewürfelten Sellerie, gewürfelte Gurke, griechischen Naturjoghurt, Dijon-Senf, Salz und Pfeffer vermischen.

2. Rühren, bis alle Zutaten gut vermischt sind und die Thunfischsalatmischung gleichmäßig bedeckt ist.

3. Legen Sie die Salatblätter flach auf eine saubere Oberfläche.

4. Die Thunfischsalatmischung auf die Mitte jedes Salatblatts geben.

5. Falten Sie die Seiten der Salatblätter ein und rollen Sie sie dann fest auf, um Salatwickel zu bilden.

6. Die Salat-Wraps diagonal halbieren und sofort servieren oder für später in Backpapier einwickeln.

7. Genießen Sie diese leichten und proteinreichen Thunfischsalat-Wraps für ein erfrischendes und sättigendes Mittagessen!

Mit Eiersalat gefüllte Paprika

Zutaten:

- 1 hartgekochtes Ei, gehackt
- 1 Esslöffel gewürfelter Sellerie
- 1 Esslöffel gewürfelte rote Zwiebel
- 1 Esslöffel gehackte frische Petersilie
- 1 Esslöffel griechischer Naturjoghurt
- 1 Teelöffel Dijon-Senf
- Salz und Pfeffer nach Geschmack
- 1 große Paprika, halbiert und entkernt
- Gemischter Salat zum Servieren

Anweisungen:

1. In einer Rührschüssel gehacktes hartgekochtes Ei, gewürfelten Sellerie, gewürfelte rote Zwiebeln, gehackte frische Petersilie, einfachen griechischen

Joghurt, Dijon-Senf, Salz und Pfeffer vermischen. Rühren, bis alles gut vermischt ist.

2. Die Eiersalatmischung in die halbierte Paprika geben und gleichmäßig auf die beiden Hälften verteilen.

3. Legen Sie die gefüllten Paprikahälften auf einen mit gemischtem Salat ausgelegten Servierteller.

4. Sofort servieren und diese proteinreiche und aromatische, mit Eiersalat gefüllte Paprika zum Mittagessen genießen!

Mediterraner Kichererbsensalat

Zutaten:

- 1/2 Tasse Kichererbsen aus der Dose, abgespült und abgetropft
- 1/4 Tasse gewürfelte Gurke
- 1/4 Tasse gewürfelte Tomate
- 2 Esslöffel gewürfelte rote Zwiebel
- 2 Esslöffel gehackte frische Petersilie
- 1 Esslöffel natives Olivenöl extra
- 1 Esslöffel Zitronensaft
- 1/4 Teelöffel getrockneter Oregano
- Salz und Pfeffer nach Geschmack
- 1 Esslöffel zerbröckelter Feta-Käse (optional)

Anweisungen:

1. In einer Rührschüssel Kichererbsen, Gurkenwürfel, Tomatenwürfel, rote Zwiebelwürfel und gehackte frische Petersilie vermischen.

2. Die Kichererbsenmischung mit nativem Olivenöl extra und Zitronensaft beträufeln.

3. Streuen Sie getrockneten Oregano, Salz und Pfeffer über den Salat und vermischen Sie alles, bis alles gut vermischt ist.

4. Den mediterranen Kichererbsensalat in eine Servierschüssel geben.

5. Streuen Sie nach Belieben zerbröselten Feta-Käse darüber, um den Geschmack zu verstärken.

6. Als erfrischende und nahrhafte Mittagsoption gekühlt oder bei Zimmertemperatur servieren!

Gemüse- und Bohnensuppe

Zutaten:

- 1/2 Tasse natriumarme Gemüsebrühe
- 1/4 Tasse gewürfelte Karotten
- 1/4 Tasse gewürfelter Sellerie
- 1/4 Tasse gewürfelte Zucchini
- 1/4 Tasse gewürfelte Zwiebel
- 1 Knoblauchzehe, gehackt
- 1/2 Teelöffel getrockneter Thymian
- 1/2 Tasse gekochte Kidneybohnen, abgespült und abgetropft
- Salz und Pfeffer nach Geschmack
- 1 Esslöffel gehackte frische Petersilie zum Garnieren (optional)

Anweisungen:

1. In einem mittelgroßen Topf natriumarme Gemüsebrühe bei mittlerer Hitze zum Kochen bringen.

2. Gewürfelte Karotten, gewürfelter Sellerie, gewürfelte Zucchini, gewürfelte Zwiebeln, gehackten Knoblauch und getrockneten Thymian in den Topf geben. Zum Kombinieren umrühren.

3. Abdecken und 10-12 Minuten köcheln lassen, oder bis das Gemüse weich ist.

4. Gekochte Kidneybohnen in die Suppe geben und weitere 3–5 Minuten köcheln lassen, bis sie durchgewärmt sind.

5. Mit Salz und Pfeffer abschmecken.

6. Die Gemüse- und Bohnensuppe in eine Servierschüssel füllen und nach Belieben mit gehackter frischer Petersilie garnieren.

7. Warm servieren und diese herzhafte und nahrhafte Suppe zum Mittagessen genießen!

Caprese-Salat mit Balsamico-Glasur

Zutaten:

- 1 große Tomate, in Scheiben geschnitten
- 1/4 Tasse frischer Mozzarella-Käse, in Scheiben geschnitten
- 2-3 frische Basilikumblätter
- 1 Esslöffel natives Olivenöl extra
- 1 Esslöffel Balsamico-Glasur
- Salz und Pfeffer nach Geschmack

Anweisungen:

1. Tomatenscheiben und frische Mozzarella-Käsescheiben abwechselnd auf einem Servierteller anrichten.

2. Frische Basilikumblätter zwischen die Tomaten- und Mozzarellascheiben stecken.

3. Den Salat mit nativem Olivenöl extra und Balsamico-Glasur beträufeln.

4. Mit Salz und Pfeffer abschmecken.

5. Sofort als erfrischende und aromatische Salatoption zum Mittagessen servieren!

Zuallererst möchte ich Ihnen meinen tiefsten Dank dafür aussprechen, dass Sie sich die Zeit genommen haben, das „CKD Stage 4 Cookbook for Seniors" zu erkunden. Ihr Interesse an diesem Buch bedeutet mir sehr viel und ich fühle mich wirklich geehrt, die Gelegenheit zu haben, diese Ressource mit Ihnen zu teilen.

Als Autor gibt es nichts Wertvolleres, als das Feedback von Lesern wie Ihnen zu hören. Ihre ehrlichen Rezensionen liefern nicht nur unschätzbare Einblicke darüber, wie dieses Buch Ihr Leben beeinflusst hat, sondern helfen auch anderen potenziellen Lesern, fundierte Entscheidungen darüber zu treffen, ob dieses Buch das Richtige für sie ist.

Wenn Sie das „CKD Stage 4 Cookbook for Seniors" für wertvoll halten, würde ich Sie bitten, eine Bewertung auf Amazon abzugeben? Ihre Gedanken und Meinungen sind von großer Bedeutung, und Ihre Rezension könnte einen entscheidenden Unterschied dabei machen, anderen dabei zu helfen, die Vorteile dieses Buches zu entdecken.

Darüber hinaus lade ich Sie ein, mir als Autor auf Amazon zu folgen, um über zukünftige Veröffentlichungen, Sonderaktionen und exklusive Inhalte auf dem Laufenden zu bleiben. Ihre

Unterstützung bedeutet mir sehr viel und ich bin bestrebt, weiterhin wertvolle Ressourcen bereitzustellen, um Sie auf Ihrem Weg zu optimaler Gesundheit und Wohlbefinden zu unterstützen.

Nochmals vielen Dank von ganzem Herzen für Ihre Unterstützung und dafür, dass Sie Teil dieser Community sind. Lassen Sie uns gemeinsam weiterhin einander auf unserem Weg zum Wohlbefinden inspirieren und stärken.

Scannen Sie diesen QR-Code mit Ihrer Kamera oder besuchen Sie amazon.com und suchen Sie nach dem Autorennamen „Lori J. Garcia".

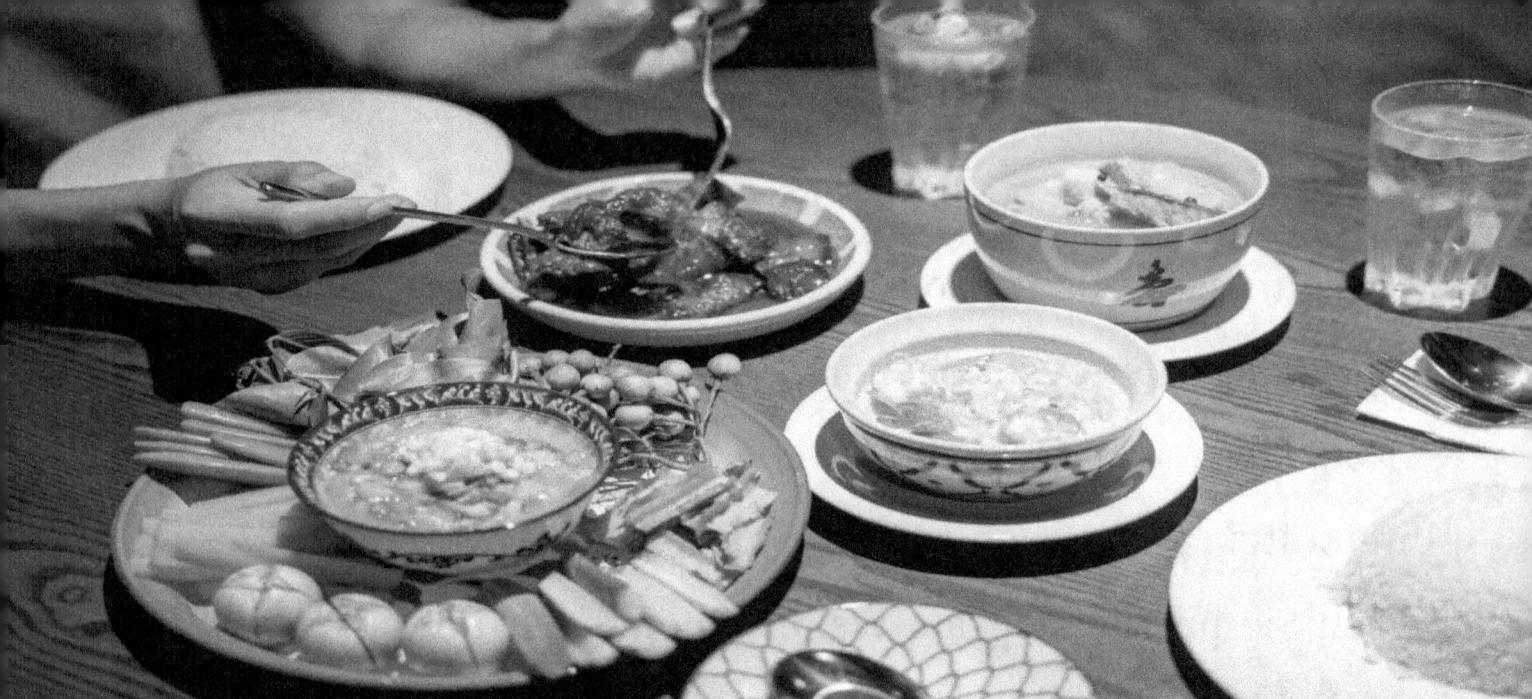

ABENDESSEN-REZEPTE

Gebackener Kabeljau mit Zitronenkräutern

Zutaten:

- 1 (4-6 Unzen) Kabeljaufilet
- 1/2 Esslöffel Olivenöl
- 1/2 Zitrone, entsaftet
- 1 Teelöffel gehackte frische Petersilie
- 1/2 Teelöffel getrockneter Dill
- Salz und Pfeffer nach Geschmack
- Zitronenscheiben zum Garnieren

Anweisungen:

1. Heizen Sie den Ofen auf 375 °F (190 °C) vor.
2. Das Kabeljaufilet auf ein mit Backpapier ausgelegtes Backblech legen.
3. Olivenöl und Zitronensaft über das Kabeljaufilet träufeln.

4. Streuen Sie gehackte frische Petersilie, getrockneten Dill, Salz und Pfeffer gleichmäßig über den Kabeljau.

5. Für zusätzlichen Geschmack Zitronenscheiben auf den Kabeljau legen.

6. Im vorgeheizten Ofen 12–15 Minuten backen oder bis der Kabeljau gar ist und sich mit einer Gabel leicht zerbröseln lässt.

7. Aus dem Ofen nehmen und vor dem Servieren einige Minuten abkühlen lassen.

8. Genießen Sie diesen leichten und aromatischen, mit Zitronenkräutern gebackenen Kabeljau für ein sättigendes Abendessen!

Hähnchen-Gemüse-Pfanne

Zutaten:

- 1/2 Hähnchenbrust ohne Knochen und Haut, in dünne Scheiben geschnitten
- 1/2 Tasse gemischtes Gemüse (wie Paprika, Brokkoli, Karotten und Zuckererbsen), in Scheiben geschnitten
- 1 Esslöffel natriumarme Sojasauce
- 1 Teelöffel Sesamöl
- 1/2 Teelöffel gehackter Knoblauch
- 1/2 Teelöffel gehackter Ingwer
- 1/4 Teelöffel Maisstärke mit 1 Esslöffel Wasser vermischt
- Gekochter brauner Reis oder Quinoa zum Servieren

Anweisungen:

1. Erhitzen Sie eine beschichtete Pfanne oder einen Wok bei mittlerer bis hoher Hitze.

2. Die Hähnchenbrustscheiben in die Pfanne geben und 3–4 Minuten braten, bis sie braun und durchgegart sind.

3. Geben Sie das gemischte Gemüse in die Pfanne und braten Sie es weitere 3–5 Minuten lang oder bis das Gemüse zart-knusprig ist.

4. In einer kleinen Schüssel natriumarme Sojasauce, Sesamöl, gehackten Knoblauch und gehackten Ingwer verrühren.

5. Gießen Sie die Soße über das Hähnchen und das Gemüse in der Pfanne.

6. Rühren Sie die Maisstärkemischung ein, um die Soße zu verdicken. Unter ständigem Rühren eine weitere Minute kochen lassen.

7. Vom Herd nehmen und die Hähnchen-Gemüse-Pfanne über gekochtem braunem Reis oder Quinoa servieren.

8. Genießen Sie diese köstliche und proteinreiche Pfanne für ein gesundes Abendessen!

Garnelen- und Gemüsespieße

Zutaten:

- 4 große Garnelen, geschält und entdarmt
- 1/4 Tasse Kirschtomaten
- 1/4 Tasse Paprikastücke
- 1/4 Tasse Zucchinistücke
- 1 Esslöffel Olivenöl
- 1/2 Teelöffel gehackter Knoblauch
- 1/2 Teelöffel getrocknete italienische Kräuter (wie Oregano, Basilikum und Thymian)
- Salz und Pfeffer nach Geschmack
- Zitronenspalten zum Servieren

Anweisungen:

1. Heizen Sie den Grill oder die Grillpfanne bei mittlerer Hitze vor.

2. Garnelen, Kirschtomaten, Paprikastücke und Zucchinistücke auf Spieße stecken.

3. In einer kleinen Schüssel Olivenöl, gehackten Knoblauch, getrocknete italienische Kräuter, Salz und Pfeffer verrühren.

4. Die Garnelen und das Gemüse auf den Spießen mit der Kräutermischung bestreichen.

5. Grillen Sie die Spieße auf jeder Seite 2-3 Minuten lang oder bis die Garnelen gar sind und das Gemüse zart ist.

6. Vom Grill nehmen und vor dem Servieren einige Minuten abkühlen lassen.

7. Servieren Sie die Garnelen- und Gemüsespieße mit Zitronenspalten als Beilage für eine besondere Geschmacksexplosion.

8. Genießen Sie dieses leichte und farbenfrohe Gericht für ein sättigendes Abendessen!

Truthahn-Gemüse-Pfanne mit Quinoa

Zutaten:

- 1/2 Tasse gekochte Putenbrust, in Scheiben geschnitten
- 1/2 Tasse gemischtes Gemüse (wie Brokkoli, Karotten, Zuckererbsen und Paprika), in Scheiben geschnitten
- 1 Esslöffel natriumarme Sojasauce
- 1 Teelöffel Sesamöl
- 1/2 Teelöffel gehackter Knoblauch
- 1/2 Teelöffel gehackter Ingwer
- 1/4 Teelöffel Maisstärke mit 1 Esslöffel Wasser vermischt
- 1/2 Tasse gekochte Quinoa

1. Erhitzen Sie eine beschichtete Pfanne oder einen Wok bei mittlerer bis hoher Hitze.

2. Geben Sie die geschnittene Putenbrust und das gemischte Gemüse in die Pfanne und braten Sie es 3–5 Minuten lang oder bis das Gemüse zart-knusprig ist.

3. In einer kleinen Schüssel natriumarme Sojasauce, Sesamöl, gehackten Knoblauch und gehackten Ingwer verrühren.

4. Gießen Sie die Sauce über den Truthahn und das Gemüse in der Pfanne.

5. Rühren Sie die Maisstärkemischung ein, um die Soße zu verdicken. Unter ständigem Rühren eine weitere Minute kochen lassen.

6. Servieren Sie die Truthahn-Gemüse-Pfanne über gekochtem Quinoa.

7. Genießen Sie diese proteinreiche und aromatische Pfanne für ein gesundes Abendessen!

Gebackenes Hähnchen mit geröstetem Gemüse

Zutaten:

- 1 Hähnchenbrust ohne Knochen und Haut
- 1/2 Tasse gemischtes Gemüse (wie Karotten, Brokkoli, Blumenkohl und Paprika), gehackt
- 1 Esslöffel Olivenöl
- 1/2 Teelöffel getrockneter Rosmarin
- 1/2 Teelöffel getrockneter Thymian
- Salz und Pfeffer nach Geschmack

Anweisungen:

1. Heizen Sie den Ofen auf 375 °F (190 °C) vor.

2. Legen Sie die Hähnchenbrust in die Mitte einer Auflaufform.

3. Das gemischte Gemüse rund um das Hähnchen in der Auflaufform anrichten.

4. Olivenöl über das Hähnchen und das Gemüse träufeln.

5. Streuen Sie getrockneten Rosmarin, getrockneten Thymian, Salz und Pfeffer gleichmäßig über das Huhn und das Gemüse.

6. Decken Sie die Auflaufform mit Aluminiumfolie ab und backen Sie sie im vorgeheizten Ofen 25–30 Minuten lang oder bis das Hähnchen gar ist und das Gemüse zart ist.

7. Aus dem Ofen nehmen und vor dem Servieren einige Minuten abkühlen lassen.

8. Genießen Sie dieses einfache, aber geschmackvolle gebackene Hähnchen mit geröstetem Gemüse für ein gesundes Abendessen!

Linsen-Spinat-Curry

Zutaten:

- 1/2 Tasse gekochte Linsen
- 1 Tasse frische Spinatblätter
- 1/4 Tasse gewürfelte Tomaten
- 1/4 Tasse gewürfelte Zwiebel
- 1/2 Teelöffel gehackter Knoblauch
- 1/2 Teelöffel gehackter Ingwer
- 1/2 Teelöffel Currypulver
- 1/4 Teelöffel gemahlener Kreuzkümmel
- 1/4 Teelöffel gemahlener Kurkuma
- 1/4 Tasse natriumarme Gemüsebrühe
- 1 Esslöffel Kokosmilch (optional)
- Gekochter brauner Reis zum Servieren

1. Eine beschichtete Pfanne bei mittlerer Hitze erhitzen.

2. Gewürfelte Zwiebeln, gehackten Knoblauch und gehackten Ingwer in die Pfanne geben. 2-3 Minuten anbraten, bis die Zwiebel glasig ist.

3. Gewürfelte Tomaten, Currypulver, gemahlenen Kreuzkümmel und gemahlene Kurkuma unterrühren. Weitere 2-3 Minuten kochen, bis die Tomaten weich sind.

4. Gekochte Linsen und frische Spinatblätter in die Pfanne geben. Zum Kombinieren gut umrühren.

5. Gießen Sie natriumarme Gemüsebrühe in die Pfanne und lassen Sie es 5–7 Minuten köcheln, bis der Spinat zusammenfällt und die Aromen miteinander verschmelzen.

6. Für noch mehr Cremigkeit nach Belieben Kokosmilch unterrühren.

7. Servieren Sie das Linsen-Spinat-Curry über gekochtem Naturreis.

8. Genießen Sie dieses schmackhafte und nahrhafte Currygericht für ein sättigendes Abendessen!

Gegrillter Zitronen-Kräuter-Lachs

Zutaten:

- 1 (4-6 Unzen) Lachsfilet
- 1/2 Esslöffel Olivenöl
- 1/2 Zitrone, entsaftet
- 1 Teelöffel gehackter frischer Dill
- 1/2 Teelöffel gehackte frische Petersilie
- Salz und Pfeffer nach Geschmack
- Zitronenspalten zum Servieren

1. Den Grill auf mittlere Hitze vorheizen.

2. Legen Sie das Lachsfilet auf ein Stück Alufolie, das groß genug ist, um es darum zu wickeln.

3. Olivenöl und Zitronensaft über den Lachs träufeln.

4. Gehackten frischen Dill, gehackte frische Petersilie, Salz und Pfeffer gleichmäßig über den Lachs streuen.

5. Wickeln Sie die Alufolie um den Lachs, so dass ein Päckchen entsteht.

6. Grillen Sie das Lachspaket 12–15 Minuten lang oder bis der Lachs gar ist und sich leicht mit einer Gabel zerteilen lässt.

7. Vom Grill nehmen und vor dem Servieren einige Minuten abkühlen lassen.

8. Servieren Sie den gegrillten Zitronen-Kräuter-Lachs mit Zitronenschnitzen als Beilage für einen besonderen Geschmacksschub.

9. Genießen Sie dieses leichte und schmackhafte Gericht für ein sättigendes Abendessen!

Gemüse- und Tofupfanne

Zutaten:

● 1/2 Tasse fester Tofu, gewürfelt

● 1/2 Tasse gemischtes Gemüse (wie Paprika, Brokkoli, Karotten und Zuckererbsen), in Scheiben geschnitten

● 1 Esslöffel natriumarme Sojasauce

● 1 Teelöffel Sesamöl

● 1/2 Teelöffel gehackter Knoblauch

● 1/2 Teelöffel gehackter Ingwer

● 1/4 Teelöffel Maisstärke mit 1 Esslöffel Wasser vermischt

● Gekochter brauner Reis zum Servieren

1. Erhitzen Sie eine beschichtete Pfanne oder einen Wok bei mittlerer bis hoher Hitze.

2. Gewürfelten festen Tofu in die Pfanne geben und 3–4 Minuten unter Rühren braten, bis er leicht gebräunt ist.

3. Geben Sie das gemischte Gemüse in die Pfanne und braten Sie es weitere 3–5 Minuten lang oder bis das Gemüse zart-knusprig ist.

4. In einer kleinen Schüssel natriumarme Sojasauce, Sesamöl, gehackten Knoblauch und gehackten Ingwer verrühren.

5. Gießen Sie die Soße über den Tofu und das Gemüse in der Pfanne.

6. Rühren Sie die Maisstärkemischung ein, um die Soße zu verdicken. Unter ständigem Rühren eine weitere Minute kochen lassen.

7. Servieren Sie das gebratene Gemüse und den Tofu über gekochtem braunem Reis.

8. Genießen Sie diese proteinreiche und aromatische Pfanne für ein gesundes Abendessen!

Gebackener Heilbutt mit Kräuterquinoa

Zutaten:

- 1 (4-6 Unzen) Heilbuttfilet
- 1/2 Esslöffel Olivenöl
- 1/2 Zitrone, entsaftet
- 1 Teelöffel gehackte frische Petersilie
- 1/2 Teelöffel gehackter frischer Thymian
- Salz und Pfeffer nach Geschmack
- 1/2 Tasse gekochte Quinoa
- Gedämpfte grüne Bohnen zum Servieren

1. Heizen Sie den Ofen auf 375 °F (190 °C) vor.

2. Das Heilbuttfilet auf ein mit Backpapier ausgelegtes Backblech legen.

3. Olivenöl und Zitronensaft über den Heilbutt träufeln.

4. Streuen Sie gehackte frische Petersilie, gehackten frischen Thymian, Salz und Pfeffer gleichmäßig über den Heilbutt.

5. Im vorgeheizten Ofen 12–15 Minuten backen oder bis der Heilbutt gar ist und sich mit einer Gabel leicht zerbröseln lässt.

6. Während der Heilbutt backt, bereiten Sie den Quinoa nach Packungsanleitung zu.

7. Servieren Sie den gebackenen Heilbutt mit Kräuterquinoa und gedünsteten grünen Bohnen als Beilage für ein ausgewogenes Abendessen.

8. Genießen Sie dieses leichte und aromatische Gericht für eine sättigende Mahlzeit!

Putenfleischbällchen mit Marinara-Sauce

Zutaten:

- 3 Unzen gemahlener Truthahn
- 1 Esslöffel Semmelbrösel (optional)
- 1 Esslöffel geriebener Parmesankäse (optional)
- 1/2 Teelöffel italienisches Gewürz
- Salz und Pfeffer nach Geschmack
- 1/2 Tasse natriumarme Marinara-Sauce
- Gekochte Vollkornspaghetti oder Zucchininudeln zum Servieren
- Gehackter frischer Basilikum zum Garnieren (optional)

Anweisungen:

1. Heizen Sie den Ofen auf 375 °F (190 °C) vor.

2. In einer Rührschüssel Putenhackfleisch, Semmelbrösel (falls verwendet), geriebenen Parmesankäse (falls verwendet), italienische Gewürze, Salz und Pfeffer vermischen. Mischen, bis alles gut vermischt ist.

3. Formen Sie aus der Putenmasse kleine Fleischbällchen und legen Sie diese auf ein mit Backpapier ausgelegtes Backblech.

4. Im vorgeheizten Ofen 15–20 Minuten backen oder bis die Fleischbällchen gar und leicht gebräunt sind.

5. Während die Fleischbällchen backen, erhitzen Sie die Marinara-Sauce in einem kleinen Topf bei mittlerer Hitze.

6. Sobald die Fleischbällchen fertig sind, servieren Sie sie mit der warmen Marinara-Sauce über gekochten Vollkornspaghetti oder Zucchininudeln.

7. Für zusätzlichen Geschmack nach Belieben mit gehacktem frischem Basilikum garnieren.

8. Genießen Sie diese Putenfleischbällchen mit Marinara-Sauce für ein wohliges und sättigendes Abendessen!

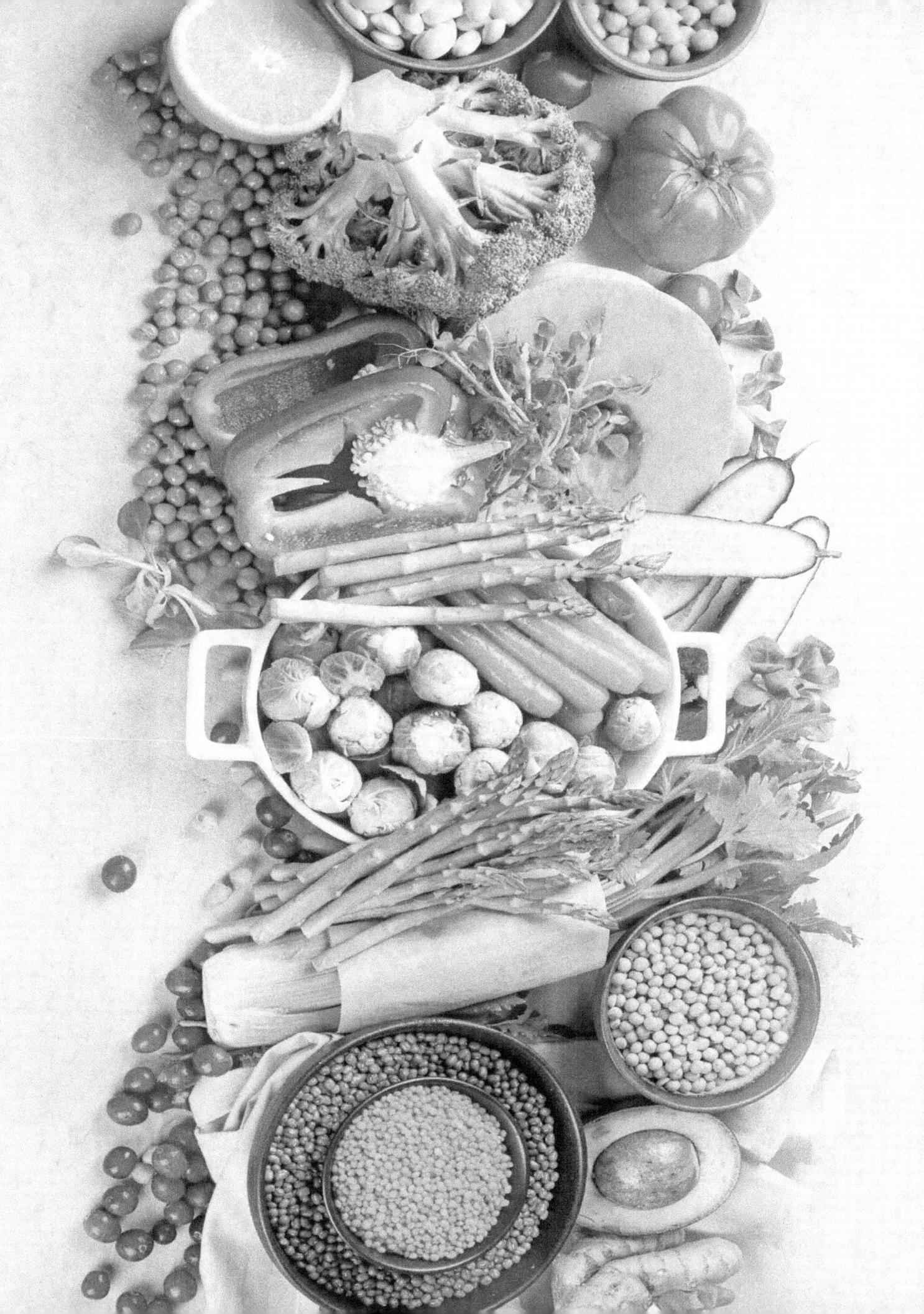

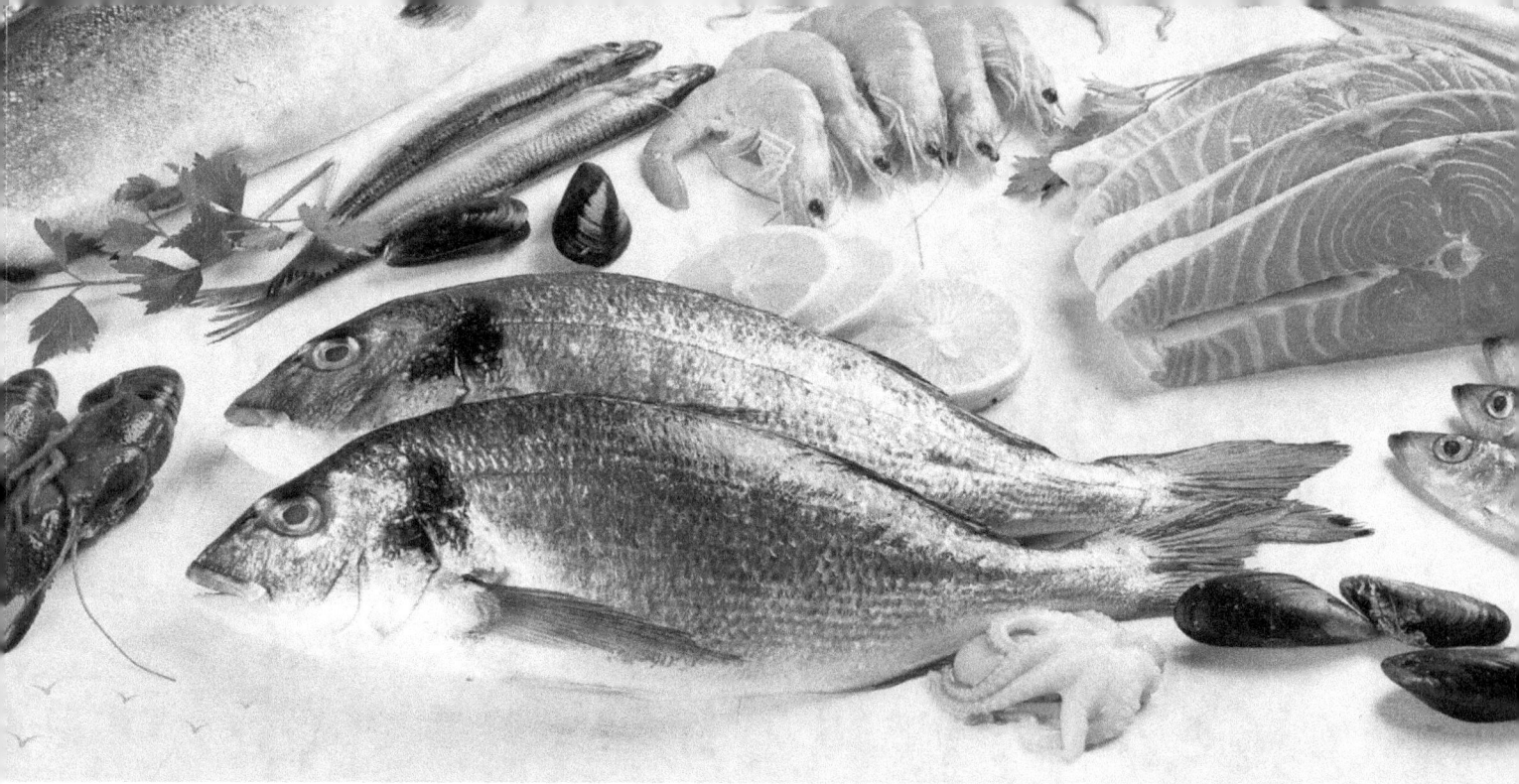

REZEPTE FÜR FISCH UND MEERESFRÜCHTE

Zitronen-Knoblauch-Garnelen

Zutaten:

- 4 große Garnelen, geschält und entdarmt
- 1/2 Esslöffel Olivenöl
- 1/2 Esslöffel ungesalzene Butter
- 1/2 Teelöffel gehackter Knoblauch
- 1/2 Teelöffel Zitronenschale
- 1 Teelöffel Zitronensaft
- Salz und Pfeffer nach Geschmack
- Gehackte frische Petersilie zum Garnieren (optional)

Anweisungen:

1. Olivenöl und ungesalzene Butter in einer beschichteten Pfanne bei mittlerer Hitze erhitzen.

2. Gehackten Knoblauch in die Pfanne geben und etwa 1 Minute kochen, bis er duftet.

3. Die Garnelen mit Papiertüchern trockentupfen und mit Salz und Pfeffer würzen.

4. Die gewürzten Garnelen in die Pfanne geben und auf jeder Seite 2-3 Minuten braten, oder bis sie rosa und undurchsichtig werden.

5. Zitronenschale und Zitronensaft einrühren und die Garnelen gleichmäßig umrühren.

6. Nehmen Sie die Pfanne vom Herd und geben Sie die Garnelen auf einen Servierteller.

7. Nach Belieben mit gehackter frischer Petersilie garnieren.

8. Sofort als schmackhaftes und proteinreiches Meeresfrüchtegericht servieren!

Gebackener Zitronen-Kräuter-Kabeljau

Zutaten:

- 1 (4-6 Unzen) Kabeljaufilet
- 1/2 Esslöffel Olivenöl
- 1/2 Zitrone, entsaftet
- 1/2 Teelöffel gehackte frische Petersilie
- 1/4 Teelöffel getrockneter Thymian
- Salz und Pfeffer nach Geschmack
- Zitronenscheiben zum Garnieren

Anweisungen:

1. Heizen Sie den Ofen auf 375 °F (190 °C) vor.

2. Das Kabeljaufilet auf ein mit Backpapier ausgelegtes Backblech legen.

3. Olivenöl und Zitronensaft über das Kabeljaufilet träufeln.

4. Streuen Sie gehackte frische Petersilie, getrockneten Thymian, Salz und Pfeffer gleichmäßig über den Kabeljau.

5. Für zusätzlichen Geschmack Zitronenscheiben auf den Kabeljau legen.

6. Im vorgeheizten Ofen 12–15 Minuten backen oder bis der Kabeljau gar ist und sich mit einer Gabel leicht zerbröseln lässt.

7. Aus dem Ofen nehmen und vor dem Servieren einige Minuten abkühlen lassen.

8. Servieren Sie den gebackenen Zitronen-Kräuter-Kabeljau mit Zitronenscheiben als Beilage für eine besondere Geschmacksexplosion.

9. Genießen Sie dieses leichte und würzige Fischgericht für eine sättigende Mahlzeit!

Knoblauchbutter-Lachs

Zutaten:

- 1 (4-6 Unzen) Lachsfilet
- 1/2 Esslöffel ungesalzene Butter
- 1/2 Esslöffel Olivenöl
- 1/2 Teelöffel gehackter Knoblauch
- 1/2 Teelöffel Zitronensaft
- Salz und Pfeffer nach Geschmack
- Gehackte frische Petersilie zum Garnieren (optional)

Anweisungen:

1. Heizen Sie den Ofen auf 375 °F (190 °C) vor.

2. Das Lachsfilet auf ein mit Backpapier ausgelegtes Backblech legen.

3. In einem kleinen Topf die ungesalzene Butter bei mittlerer Hitze schmelzen.

4. Olivenöl und gehackten Knoblauch in den Topf geben. Etwa 1 Minute kochen, bis der Knoblauch duftet.

5. Den Topf vom Herd nehmen und Zitronensaft einrühren.

6. Die Knoblauchbuttermischung über das Lachsfilet träufeln.

7. Den Lachs mit Salz und Pfeffer abschmecken.

8. Im vorgeheizten Ofen 12–15 Minuten backen oder bis der Lachs gar ist und sich mit einer Gabel leicht zerteilen lässt.

9. Aus dem Ofen nehmen und vor dem Servieren einige Minuten abkühlen lassen.

10. Nach Belieben mit gehackter frischer Petersilie garnieren.

11. Sofort als köstliches und nahrhaftes Meeresfrüchtegericht servieren!

Gegrillte Zitronen-Knoblauch-Garnelenspieße

Zutaten:

- 4 große Garnelen, geschält und entdarmt
- 1/2 Esslöffel Olivenöl
- 1/2 Teelöffel gehackter Knoblauch
- 1/2 Teelöffel Zitronenschale
- 1 Teelöffel Zitronensaft
- Salz und Pfeffer nach Geschmack
- Holzspieße, 30 Minuten in Wasser eingeweicht
- Gehackte frische Petersilie zum Garnieren (optional)

Anweisungen:

1. Den Grill auf mittlere Hitze vorheizen.

2. Die Garnelen auf die Holzspieße stecken und zwischen den einzelnen Garnelen etwas Platz lassen.

3. In einer kleinen Schüssel Olivenöl, gehackten Knoblauch, Zitronenschale, Zitronensaft, Salz und Pfeffer vermischen.

4. Die Garnelenspieße mit der Olivenölmischung bestreichen und gleichmäßig damit bestreichen.

5. Grillen Sie die Garnelenspieße auf jeder Seite 2-3 Minuten lang oder bis sie rosa und undurchsichtig werden.

6. Vom Grill nehmen und vor dem Servieren einige Minuten abkühlen lassen.

7. Nach Belieben mit gehackter frischer Petersilie garnieren.

8. Sofort als köstliches und proteinreiches Meeresfrüchtegericht servieren!

Gegrillter Zitronen-Kräuter-Lachs

Zutaten:

- 1 (4-6 Unzen) Lachsfilet
- 1/2 Esslöffel Olivenöl
- 1/2 Zitrone, entsaftet
- 1 Teelöffel gehackter frischer Dill
- 1/2 Teelöffel gehackte frische Petersilie
- Salz und Pfeffer nach Geschmack
- Zitronenschnitze zum Servieren

Anweisungen:

1. Den Grill auf mittlere Hitze vorheizen.

2. Legen Sie das Lachsfilet auf ein Stück Alufolie, das groß genug ist, um es darum zu wickeln.

3. Olivenöl und Zitronensaft über den Lachs träufeln.

4. Gehackten frischen Dill, gehackte frische Petersilie, Salz und Pfeffer gleichmäßig über den Lachs streuen.

5. Wickeln Sie die Alufolie um den Lachs, so dass ein Päckchen entsteht.

6. Grillen Sie das Lachspaket 12–15 Minuten lang oder bis der Lachs gar ist und sich leicht mit einer Gabel zerteilen lässt.

7. Vom Grill nehmen und vor dem Servieren einige Minuten abkühlen lassen.

8. Servieren Sie den gegrillten Zitronen-Kräuter-Lachs mit Zitronenschnitzen als Beilage für einen besonderen Geschmacksschub.

9. Genießen Sie dieses leichte und würzige Fischgericht für eine sättigende Mahlzeit!

Garnelen- und Gemüsespieße

Zutaten:

- 4 große Garnelen, geschält und entdarmt
- 1/4 Tasse Kirschtomaten
- 1/4 Tasse Paprikastücke
- 1/4 Tasse Zucchinistücke
- 1 Esslöffel Olivenöl
- 1/2 Teelöffel gehackter Knoblauch
- 1/2 Teelöffel getrocknete italienische Kräuter (wie Oregano, Basilikum und Thymian)
- Salz und Pfeffer nach Geschmack
- Zitronenspalten zum Servieren

1. Anweisungen:

2. Heizen Sie den Grill oder die Grillpfanne bei mittlerer Hitze vor.

3. Garnelen, Kirschtomaten, Paprikastücke und Zucchinistücke auf Spieße stecken.

4. In einer kleinen Schüssel Olivenöl, gehackten Knoblauch, getrocknete italienische Kräuter, Salz und Pfeffer verrühren.

5. Die Garnelen und das Gemüse auf den Spießen mit der Kräutermischung bestreichen.

6. Grillen Sie die Spieße auf jeder Seite 2-3 Minuten lang oder bis die Garnelen gar sind und das Gemüse zart ist.

7. Vom Grill nehmen und vor dem Servieren einige Minuten abkühlen lassen.

8. Servieren Sie die Garnelen- und Gemüsespieße mit Zitronenspalten als Beilage für eine besondere Geschmacksexplosion.

9. Genießen Sie dieses leichte und farbenfrohe Gericht für eine sättigende Mahlzeit!

Zitronen-Knoblauch-Tilapia

Zutaten:

- 1 Tilapiafilet (4–6 Unzen)
- 1/2 Esslöffel Olivenöl
- 1/2 Esslöffel ungesalzene Butter
- 1/2 Teelöffel gehackter Knoblauch
- 1/2 Teelöffel Zitronenschale
- 1 Teelöffel Zitronensaft
- Salz und Pfeffer nach Geschmack
- Gehackte frische Petersilie zum Garnieren (optional)

Anweisungen:

1. Heizen Sie den Ofen auf 375 °F (190 °C) vor.

2. Legen Sie das Tilapiafilet auf ein Stück Alufolie, das groß genug ist, um es darum zu wickeln.

3. Olivenöl und ungesalzene Butter über den Tilapia träufeln.

4. Gehackten Knoblauch, Zitronenschale, Zitronensaft, Salz und Pfeffer gleichmäßig über den Tilapia streuen.

5. Wickeln Sie die Aluminiumfolie um den Tilapia, sodass ein Päckchen entsteht.

6. Backen Sie das Tilapia-Päckchen im vorgeheizten Ofen 12–15 Minuten lang oder bis der Fisch gar ist und sich mit einer Gabel leicht zersplittern lässt.

7. Öffnen Sie vorsichtig die Folienverpackung und geben Sie den Tilapia auf einen Servierteller.

8. Nach Belieben mit gehackter frischer Petersilie garnieren.

9. Sofort als köstliches und aromatisches Meeresfrüchtegericht servieren!

Gebackene Garnelen mit Knoblauchbutter

Zutaten:

● 4 große Garnelen, geschält und entdarmt

● 1/2 Esslöffel ungesalzene Butter, geschmolzen

● 1/2 Teelöffel gehackter Knoblauch

● 1/2 Teelöffel Zitronensaft

● 1/4 Teelöffel Paprika

● Salz und Pfeffer nach Geschmack

● Gehackte frische Petersilie zum Garnicren (optional)

Anweisungen:

1. Heizen Sie den Ofen auf 375 °F (190 °C) vor.

2. In einer kleinen Schüssel geschmolzene ungesalzene Butter, gehackten Knoblauch, Zitronensaft, Paprika, Salz und Pfeffer vermischen.

3. Die Garnelen mit Papiertüchern trockentupfen und in eine Auflaufform legen.

4. Gießen Sie die Knoblauchbuttermischung über die Garnelen und bestreichen Sie sie gleichmäßig.

5. Backen Sie die Garnelen im vorgeheizten Ofen 8–10 Minuten lang oder bis sie rosa und gar sind.

6. Aus dem Ofen nehmen und vor dem Servieren einige Minuten abkühlen lassen.

7. Nach Belieben mit gehackter frischer Petersilie garnieren.

8. Sofort als leckeres und proteinreiches Meeresfrüchtegericht servieren!

Mit Knoblauch und Kräutern gegrillter Schwertfisch

Zutaten:

- 1 Schwertfischsteak (4–6 oz)
- 1 Esslöffel Olivenöl
- 1 Knoblauchzehe, gehackt
- 1 Teelöffel gehackte frische Petersilie
- 1/2 Teelöffel getrockneter Oregano
- Salz und Pfeffer nach Geschmack
- Zitronenspalten zum Servieren

Anweisungen:

1. Den Grill auf mittlere bis hohe Hitze vorheizen.

2. In einer kleinen Schüssel Olivenöl, gehackten Knoblauch, gehackte frische Petersilie, getrockneten Oregano, Salz und Pfeffer vermischen.

3. Das Schwertfischsteak mit Papiertüchern trockentupfen und beide Seiten mit der Knoblauch-Kräuter-Mischung bestreichen.

4. Legen Sie das Schwertfischsteak auf den Grill und grillen Sie es 4–5 Minuten pro Seite oder bis der Fisch gar ist und Grillspuren aufweist.

5. Vom Grill nehmen und vor dem Servieren einige Minuten ruhen lassen.

6. Servieren Sie den gegrillten Schwertfisch mit Zitronenspalten als Beilage für zusätzlichen Geschmack.

7. Genießen Sie dieses schmackhafte und proteinreiche Meeresfrüchtegericht!

Gebackener Kabeljau mit Zitronenpfeffer

Zutaten:

- 1 Kabeljaufilet (4–6 Unzen)
- 1/2 Esslöffel Olivenöl
- 1/2 Zitrone, entsaftet
- 1/2 Teelöffel Zitronenschale
- 1/4 Teelöffel schwarzer Pfeffer
- Salz nach Geschmack
- Gehackte frische Petersilie zum Garnieren (optional)

Anweisungen:

1. Heizen Sie den Ofen auf 375 °F (190 °C) vor.
2. Das Kabeljaufilet auf ein mit Backpapier ausgelegtes Backblech legen.
3. Olivenöl und Zitronensaft über den Kabeljau träufeln.
4. Zitronenschale, schwarzen Pfeffer und Salz gleichmäßig über den Kabeljau streuen.
5. Backen Sie den Kabeljau im vorgeheizten Ofen 12–15 Minuten lang oder bis der Fisch gar ist und sich mit einer Gabel leicht zerteilen lässt.
6. Aus dem Ofen nehmen und vor dem Servieren einige Minuten abkühlen lassen.
7. Nach Belieben mit gehackter frischer Petersilie garnieren.
8. Sofort als leichtes und aromatisches Meeresfrüchtegericht servieren!

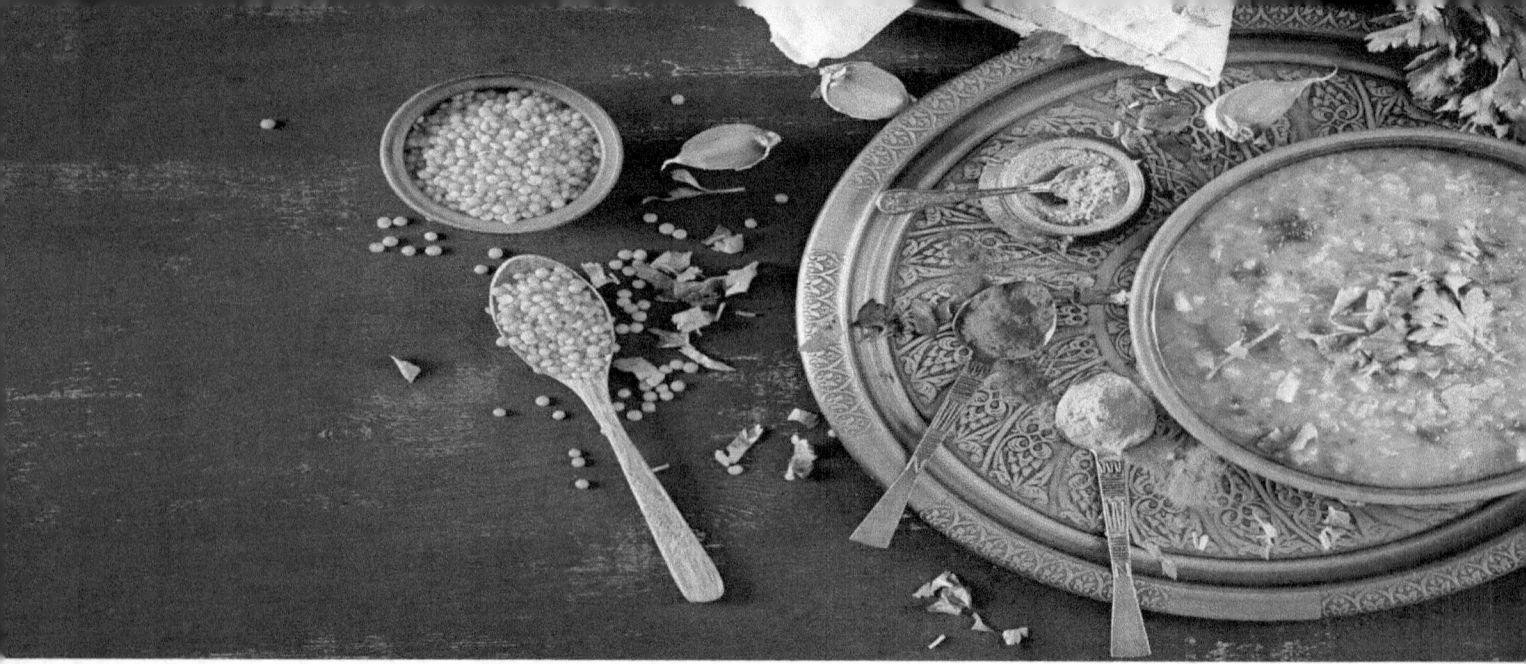

SUPPENREZEPTE

Gemüse- und Linsensuppe

Zutaten:

- 1/4 Tasse getrocknete grüne Linsen, abgespült und abgetropft
- 1 Tasse natriumarme Gemüsebrühe
- 1/4 Tasse gewürfelte Zwiebel
- 1/4 Tasse gewürfelte Karotte
- 1/4 Tasse gewürfelter Sellerie
- 1/4 Tasse gewürfelte Zucchini
- 1/2 Teelöffel gehackter Knoblauch
- 1/2 Teelöffel getrockneter Thymian
- Salz und Pfeffer nach Geschmack
- Gehackte frische Petersilie zum Garnieren (optional)

Anweisungen:

1. In einem mittelgroßen Topf getrocknete grüne Linsen und natriumarme Gemüsebrühe vermischen. Bei mittlerer Hitze zum Kochen bringen.

2. Reduzieren Sie die Hitze auf einen niedrigen Wert, decken Sie das Ganze ab und lassen Sie es 15 bis 20 Minuten köcheln, bis die Linsen weich sind.

3. Gewürfelte Zwiebeln, gewürfelte Karotten, gewürfelter Sellerie, gewürfelte Zucchini, gehackten Knoblauch und getrockneten Thymian in den Topf geben. Zum Kombinieren umrühren.

4. Abdecken und weitere 10–15 Minuten köcheln lassen, oder bis das Gemüse weich ist.

5. Mit Salz und Pfeffer abschmecken.

6. Die Gemüse- und Linsensuppe in eine Servierschüssel füllen.

7. Nach Belieben mit gehackter frischer Petersilie garnieren.

8. Heiß servieren und diese nahrhafte und wohltuende Suppe genießen!

Cremige Hühner- und Gemüsesuppe

Zutaten:

- 1/2 Tasse gekochte Hähnchenbrust, zerkleinert
- 1 Tasse natriumarme Hühnerbrühe
- 1/4 Tasse gewürfelte Karotte
- 1/4 Tasse gewürfelter Sellerie
- 1/4 Tasse gewürfelte Zwiebel
- 1/2 Teelöffel gehackter Knoblauch
- 1/4 Teelöffel getrockneter Thymian
- 1/4 Tasse fettarme Milch oder ungesüßte Mandelmilch
- Salz und Pfeffer nach Geschmack
- Gehackte frische Petersilie zum Garnieren (optional)

Anweisungen:

1. In einem mittelgroßen Topf natriumarme Hühnerbrühe, gewürfelte Karotten, gewürfelten Sellerie, gewürfelte Zwiebeln, gehackten Knoblauch und getrockneten Thymian vermischen. Bei mittlerer Hitze zum Kochen bringen.

2. Reduzieren Sie die Hitze auf eine niedrige Stufe, decken Sie das Ganze ab und lassen Sie es 15 bis 20 Minuten köcheln, bis das Gemüse weich ist.

3. Zerkleinerte gekochte Hähnchenbrust und fettarme Milch oder ungesüßte Mandelmilch unterrühren.

4. Unter gelegentlichem Rühren weitere 5–7 Minuten köcheln lassen.

5. Mit Salz und Pfeffer abschmecken.

6. Die cremige Hühner- und Gemüsesuppe in eine Servierschüssel füllen.

7. Nach Belieben mit gehackter frischer Petersilie garnieren.

8. Heiß servieren und diese cremige und proteinreiche Suppe genießen!

Cremige Tomaten-Basilikum-Suppe

Zutaten:

- 1/2 Tasse natriumarme Tomatensuppe
- 1/4 Tasse fettarme Milch oder ungesüßte Mandelmilch
- 1/4 Tasse gewürfelte Tomaten
- 1 Esslöffel gehackte frische Basilikumblätter
- 1/2 Teelöffel gehackter Knoblauch
- Salz und Pfeffer nach Geschmack
- Geriebener Parmesan zum Garnieren (optional)

1. In einem kleinen Topf natriumarme Tomatensuppe, fettarme Milch oder ungesüßte Mandelmilch, gewürfelte Tomaten, gehackte frische Basilikumblätter und gehackten Knoblauch vermischen.

2. Bringen Sie die Mischung bei mittlerer Hitze zum Kochen.

3. Reduzieren Sie die Hitze auf eine niedrige Stufe und lassen Sie das Ganze 5–7 Minuten köcheln, dabei gelegentlich umrühren.

4. Mit Salz und Pfeffer abschmecken.

5. Die cremige Tomaten-Basilikum-Suppe in eine Servierschüssel füllen.

6. Nach Belieben mit geriebenem Parmesankäse garnieren.

7. Heiß servieren und diese cremige und aromatische Suppe genießen!

Grobe Gemüse-Bohnen-Suppe

Zutaten:

● 1/2 Tasse natriumarme Gemüsebrühe

● 1/4 Tasse gewürfelte Karotten

● 1/4 Tasse gewürfelter Sellerie

● 1/4 Tasse gewürfelte Zucchini

● 1/4 Tasse gewürfelte Zwiebel

● 1/4 Tasse gekochte Kidneybohnen, abgespült und abgetropft

● 1/4 Teelöffel getrockneter Thymian

● Salz und Pfeffer nach Geschmack

● Gehackte frische Petersilie zum Garnieren (optional)

Anweisungen:

1. In einem mittelgroßen Topf natriumarme Gemüsebrühe bei mittlerer Hitze zum Kochen bringen.

2. Gewürfelte Karotten, gewürfelter Sellerie, gewürfelte Zucchini, gewürfelte Zwiebeln, gekochte Kidneybohnen und getrockneten Thymian in den Topf geben. Zum Kombinieren umrühren.

3. Abdecken und 10-12 Minuten köcheln lassen, oder bis das Gemüse weich ist.

4. Mit Salz und Pfeffer abschmecken.

5. Die grobstückige Gemüse-Bohnen-Suppe in eine Servierschüssel füllen.

6. Nach Belieben mit gehackter frischer Petersilie garnieren.

7. Heiß servieren und diese herzhafte und nahrhafte Suppe genießen!

Minestrone-Suppe

Zutaten:

- 1/2 Tasse natriumarme Gemüsebrühe
- 1/4 Tasse gewürfelte Karotten
- 1/4 Tasse gewürfelter Sellerie
- 1/4 Tasse gewürfelte Zucchini
- 1/4 Tasse gewürfelte Zwiebel
- 1/4 Tasse gewürfelte Tomaten aus der Dose (ungesalzen)
- 1/4 Tasse gekochte kleine Nudeln (z. B. Ditalini oder kleine Muscheln)
- 1/4 Teelöffel getrockneter Oregano
- 1/4 Teelöffel getrocknetes Basilikum
- Salz und Pfeffer nach Geschmack
- Geriebener Parmesan zum Garnieren (optional)

Anweisungen:

1. In einem mittelgroßen Topf natriumarme Gemüsebrühe bei mittlerer Hitze zum Kochen bringen.

2. Gewürfelte Karotten, gewürfelter Sellerie, gewürfelte Zucchini, gewürfelte Zwiebeln, gewürfelte Tomaten aus der Dose, gekochte kleine Nudeln, getrockneten Oregano und getrocknetes Basilikum in den Topf geben. Zum Kombinieren umrühren.

3. Abdecken und 10-12 Minuten köcheln lassen, oder bis das Gemüse weich ist.

4. Mit Salz und Pfeffer abschmecken.

5. Die Minestrone-Suppe in eine Servierschüssel füllen.

6. Nach Belieben mit geriebenem Parmesankäse garnieren.

7. Heiß servieren und diese klassische und herzhafte italienische Suppe genießen!

Hühner- und Reissuppe

Zutaten:

- 1/2 Tasse natriumarme Hühnerbrühe
- 1/4 Tasse gewürfelte gekochte Hähnchenbrust
- 1/4 Tasse gewürfelte Karotten
- 1/4 Tassc gewürfelter Sellerie
- 1/4 Tasse gewürfelte Zwiebel
- 1/4 Tasse gekochter weißer Reis
- 1/2 Teelöffel gehackter Knoblauch
- 1/4 Teelöffel getrockneter Thymian
- Salz und Pfeffer nach Geschmack
- Gehackte frische Petersilie zum Garnieren (optional)

Anweisungen:

1. In einem mittelgroßen Topf natriumarme Hühnerbrühe bei mittlerer Hitze zum Kochen bringen.

2. Gewürfelte gekochte Hähnchenbrust, gewürfelte Karotten, gewürfelter Sellerie, gewürfelte Zwiebeln, gekochten weißen Reis, gehackten Knoblauch und getrockneten Thymian in den Topf geben. Zum Kombinieren umrühren.

3. Abdecken und 10-12 Minuten köcheln lassen, oder bis das Gemüse weich ist.

4. Mit Salz und Pfeffer abschmecken.

5. Die Hühner-Reis-Suppe in eine Servierschüssel füllen.

6. Nach Belieben mit gehackter frischer Petersilie garnieren.

7. Heiß servieren und diese wohltuende und proteinreiche Suppe genießen!

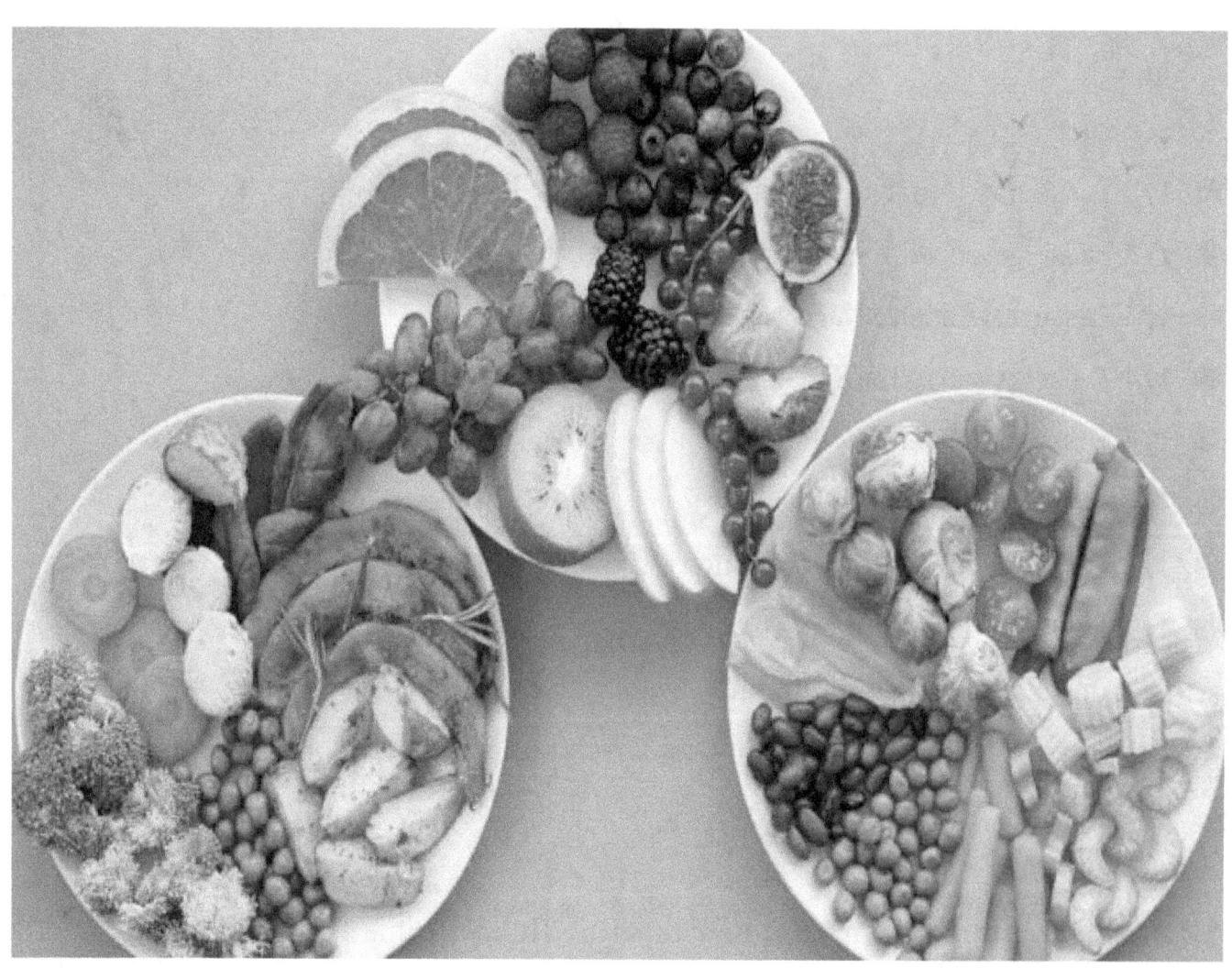

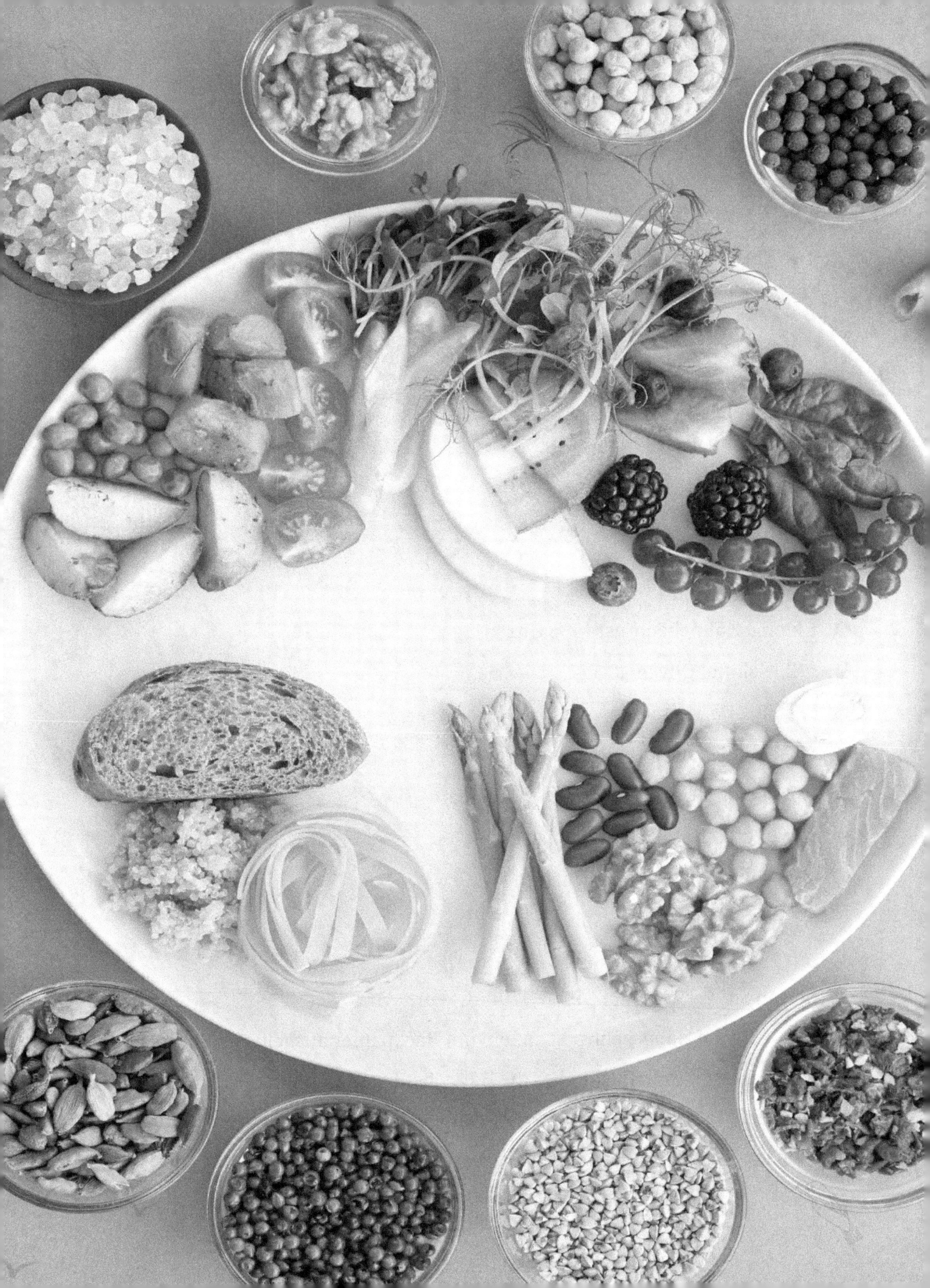

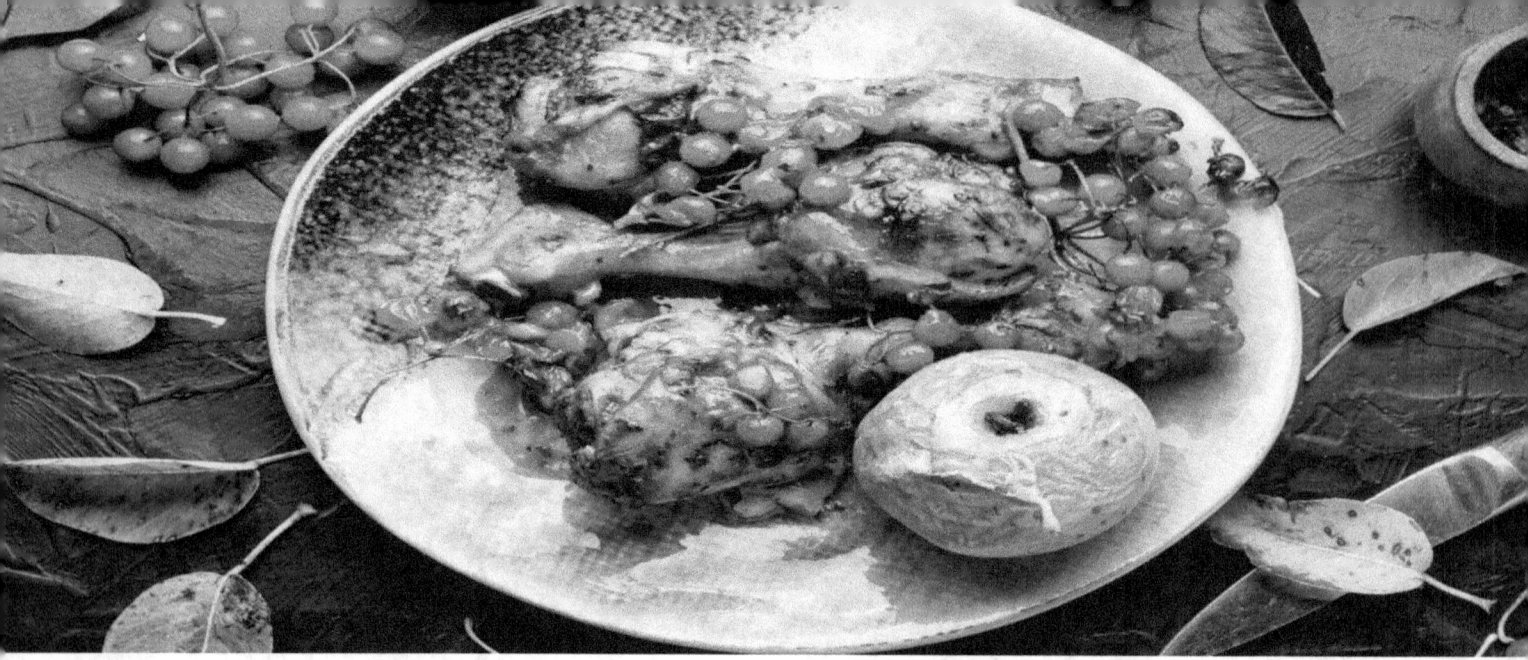

REZEPTE FÜR FLEISCH UND GEFLÜGEL

Gebackene Zitronen-Kräuter-Hähnchenbrust

Zutaten:

- 1 kleine Hähnchenbrust (4–6 Unzen)
- 1/2 Esslöffel Olivenöl
- 1/2 Zitrone, entsaftet
- 1 Teelöffel gehackte frische Petersilie
- 1/2 Teelöffel gehackter frischer Thymian
- Salz und Pfeffer nach Geschmack
- Zitronenscheiben zum Garnieren

Anweisungen:

1. Heizen Sie den Ofen auf 375 °F (190 °C) vor.
2. Legen Sie die Hähnchenbrust auf ein mit Backpapier ausgelegtes Backblech.
3. Olivenöl und Zitronensaft über die Hähnchenbrust träufeln.
4. Gehackte frische Petersilie, gehackten frischen Thymian, Salz und Pfeffer gleichmäßig über die Hähnchenbrust streuen.

5. Für zusätzlichen Geschmack Zitronenscheiben auf das Hähnchen legen.

6. Im vorgeheizten Ofen 20–25 Minuten backen, oder bis das Hähnchen gar ist und der Saft klar austritt.

7. Aus dem Ofen nehmen und vor dem Servieren einige Minuten abkühlen lassen.

8. Servieren Sie die gebackene Zitronen-Kräuter-Hühnerbrust mit Zitronenscheiben als Beilage für einen besonderen Geschmack.

9. Genießen Sie dieses zarte und aromatische Hühnchengericht für eine sättigende Mahlzeit!

Truthahn-Gemüse-Pfanne

Zutaten:

- 1/2 Tasse gekochte Putenbrust, in Scheiben geschnitten
- 1/2 Tasse gemischtes Gemüse (wie Paprika, Brokkoli, Karotten und Zuckererbsen), in Scheiben geschnitten
- 1 Esslöffel natriumarme Sojasauce
- 1 Teelöffel Sesamöl
- 1/2 Teelöffel gehackter Knoblauch
- 1/2 Teelöffel gehackter Ingwer
- 1/4 Teelöffel Maisstärke mit 1 Esslöffel Wasser vermischt
- Gekochter brauner Reis zum Servieren

Anweisungen:

1. Erhitzen Sie eine beschichtete Pfanne oder einen Wok bei mittlerer bis hoher Hitze.

2. In Scheiben geschnittene, gekochte Putenbrust und gemischtes Gemüse in die Pfanne geben. 3–5 Minuten unter Rühren braten, bis das Gemüse zart-knusprig ist.

3. In einer kleinen Schüssel natriumarme Sojasauce, Sesamöl, gehackten Knoblauch und gehackten Ingwer verrühren.

4. Gießen Sie die Sauce über den Truthahn und das Gemüse in der Pfanne.

5. Rühren Sie die Maisstärkemischung ein, um die Soße zu verdicken. Unter ständigem Rühren eine weitere Minute kochen lassen.

6. Servieren Sie die Truthahn-Gemüse-Pfanne über gekochtem braunem Reis.

7. Genießen Sie diese proteinreiche und aromatische Pfanne für eine gesunde Mahlzeit!

Gegrilltes Rosmarin-Schweinekotelett

Zutaten:

● 1 kleines Schweinekotelett (4–6 Unzen)
● 1/2 Esslöffel Olivenöl
● 1/2 Teelöffel gehackter frischer Rosmarin
● 1/2 Teelöffel gehackter Knoblauch
● Salz und Pfeffer nach Geschmack
● Zitronenschnitze zum Servieren

Anweisungen:

1. Den Grill auf mittlere bis hohe Hitze vorheizen.

2. Beide Seiten des Schweinekoteletts mit Olivenöl bestreichen.

3. Gehackten frischen Rosmarin, gehackten Knoblauch, Salz und Pfeffer gleichmäßig über das Schweinekotelett streuen.

4. Legen Sie das Schweinekotelett auf den Grill und garen Sie es 4–5 Minuten pro Seite oder bis es eine Innentemperatur von 145 °F (63 °C) für einen mittleren Gargrad erreicht.

5. Vom Grill nehmen und vor dem Servieren einige Minuten ruhen lassen.

6. Servieren Sie das gegrillte Rosmarin-Schweinekotelett mit Zitronenspalten als Beilage für eine besondere Geschmacksexplosion.

7. Genießen Sie dieses zarte und aromatische Schweinekotelett für eine sättigende Mahlzeit!

Mit Kräutern gebratene Hähnchenschenkel

Zutaten:

- 1 kleiner Hähnchenschenkel (4–6 Unzen), mit Knochen und Haut
- 1/2 Esslöffel Olivenöl
- 1/2 Teelöffel getrockneter Thymian
- 1/2 Teelöffel getrockneter Rosmarin
- 1/2 Teelöffel getrockneter Oregano
- Salz und Pfeffer nach Geschmack
- Zitronenspalten zum Servieren

Anweisungen:

1. Heizen Sie den Ofen auf 375 °F (190 °C) vor.

2. Den Hähnchenschenkel auf ein mit Backpapier ausgelegtes Backblech legen.

3. Olivenöl über den Hähnchenschenkel träufeln.

4. Streuen Sie getrockneten Thymian, getrockneten Rosmarin, getrockneten Oregano, Salz und Pfeffer gleichmäßig über die Hähnchenschenkel.

5. Reiben Sie den Hähnchenschenkel mit der Kräutermischung ein und achten Sie darauf, dass er gleichmäßig bedeckt ist.

6. Im vorgeheizten Ofen 25–30 Minuten backen oder bis der Hähnchenschenkel bei einer Innentemperatur von 165 °F (74 °C) goldbraun und durchgegart ist.

7. Aus dem Ofen nehmen und vor dem Servieren einige Minuten abkühlen lassen.

8. Servieren Sie die mit Kräutern gebratene Hähnchenkeule mit Zitronenspalten als Beilage für eine pikante Note.

9. Genießen Sie diesen würzigen und saftigen Hähnchenschenkel für eine wohltuende Mahlzeit!

Puten- und Gemüsepfanne

Zutaten:

- 1/2 Tasse gekochte Putenbrust, gewürfelt
- 1/4 Tasse gewürfelte Paprika (jede Farbe)
- 1/4 Tasse gewürfelte Zucchini
- 1/4 Tasse gewürfelte Zwiebel
- 1/4 Tasse gewürfelte Tomaten
- 1/2 Teelöffel gehackter Knoblauch
- 1/4 Teelöffel getrockneter Thymian
- Salz und Pfeffer nach Geschmack
- 1/2 Esslöffel Olivenöl
- Gekochter brauner Reis oder Quinoa zum Servieren

Anweisungen:

1. Olivenöl in einer Pfanne bei mittlerer Hitze erhitzen.

2. Gewürfelte Putenbrust, gewürfelte Paprika, gewürfelte Zucchini, gewürfelte Zwiebeln, gewürfelte Tomaten, gehackten Knoblauch und getrockneten Thymian in die Pfanne geben.

3. Unter gelegentlichem Rühren etwa 5–7 Minuten kochen lassen oder bis das Gemüse weich und der Truthahn durchgewärmt ist.

4. Mit Salz und Pfeffer abschmecken.

5. Servieren Sie die Truthahn-Gemüse-Pfanne über gekochtem braunem Reis oder Quinoa.

6. Genießen Sie dieses nahrhafte und schmackhafte Gericht!

In Kräutern gebratenes Putenfilet

Zutaten:

- 1 kleines Putenfilet (4–6 Unzen)
- 1/2 Esslöffel Olivenöl
- 1/2 Teelöffel getrockneter Thymian
- 1/2 Teelöffel getrockneter Rosmarin
- 1/2 Teelöffel getrockneter Salbei
- Salz und Pfeffer nach Geschmack
- Zitronenspalten zum Servieren

Anweisungen:

1. Heizen Sie den Ofen auf 375 °F (190 °C) vor.

2. Legen Sie das Putenfilet auf ein mit Backpapier ausgelegtes Backblech.

3. Olivenöl über das Putenfilet träufeln.

4. In einer kleinen Schüssel getrockneten Thymian, getrockneten Rosmarin, getrockneten Salbei, Salz und Pfeffer vermischen.

5. Streuen Sie die Kräutermischung gleichmäßig über das Putenfilet und drücken Sie es leicht an, damit es festklebt.

6. Im vorgeheizten Ofen 25–30 Minuten backen oder bis der Truthahn bei einer Innentemperatur von 165 °F (74 °C) gar ist.

7. Aus dem Ofen nehmen und vor dem Schneiden einige Minuten ruhen lassen.

8. Servieren Sie das in Kräutern gebratene Putenfilet mit Zitronenschnitzen als Beilage für eine erfrischende Note.

9. Genießen Sie dieses zarte und aromatische Putenfilet für eine sättigende Mahlzeit!

Hähnchenbrust mit Zitronen-Knoblauch

Zutaten:

- 1 kleine Hähnchenbrust (4–6 Unzen)
- 1/2 Esslöffel Olivenöl
- 1/2 Zitrone, entsaftet
- 1 Teelöffel gehackter Knoblauch
- 1/2 Teelöffel getrockneter Thymian
- Salz und Pfeffer nach Geschmack
- Zitronenspalten zum Servieren

Anweisungen:

1. Heizen Sie den Ofen auf 375 °F (190 °C) vor.

2. Legen Sie die Hähnchenbrust auf ein mit Backpapier ausgelegtes Backblech.

3. Olivenöl über die Hähnchenbrust träufeln.

4. Zitronensaft über die Hähnchenbrust pressen.

5. Reiben Sie gehackten Knoblauch, getrockneten Thymian, Salz und Pfeffer gleichmäßig über die Hähnchenbrust.

6. Für zusätzlichen Geschmack Zitronenspalten um das Hähnchen legen.

7. Im vorgeheizten Ofen 20–25 Minuten backen oder bis das Hähnchen gar ist und eine Innentemperatur von 165 °F (74 °C) erreicht.

8. Aus dem Ofen nehmen und vor dem Servieren einige Minuten ruhen lassen.

9. Servieren Sie die Zitronen-Knoblauch-Hähnchenbrust mit Zitronenspalten als Garnitur.

10. Genießen Sie diese saftige und aromatische Hähnchenbrust für eine sättigende Mahlzeit!

Gebackenes Schweinekotelett mit Kräuterkruste

Zutaten:

- 1 kleines Schweinekotelett (4–6 Unzen)
- 1/2 Esslöffel Olivenöl
- 1/2 Teelöffel getrockneter Thymian
- 1/2 Teelöffel getrockneter Rosmarin
- 1/2 Teelöffel getrockneter Salbei
- Salz und Pfeffer nach Geschmack

Anweisungen:

1. Heizen Sie den Ofen auf 375 °F (190 °C) vor.

2. Legen Sie das Schweinekotelett auf ein mit Backpapier ausgelegtes Backblech.

3. Olivenöl über das Schweinekotelett träufeln.

4. In einer kleinen Schüssel getrockneten Thymian, getrockneten Rosmarin, getrockneten Salbei, Salz und Pfeffer vermischen.

5. Reiben Sie die Kräutermischung gleichmäßig über beide Seiten des Schweinekoteletts und drücken Sie es leicht an, damit es festklebt.

6. Im vorgeheizten Ofen 25–30 Minuten backen oder bis das Schweinekotelett gar ist und eine Innentemperatur von 145 °F (63 °C) erreicht.

7. Aus dem Ofen nehmen und vor dem Servieren einige Minuten ruhen lassen.

8. Servieren Sie das gebackene Schweinekotelett mit Kräuterkruste heiß und genießen Sie dieses geschmackvolle und zarte Gericht!

Gegrillte, mit Kräutern marinierte Hähnchenschenkel

Zutaten:

- 1 kleiner Hähnchenschenkel (4–6 Unzen), mit Knochen und Haut
- 1 Esslöffel Olivenöl
- 1 Teelöffel gehackter Knoblauch
- 1 Teelöffel gehackte frische Petersilie
- 1/2 Teelöffel getrockneter Thymian
- 1/2 Teelöffel getrockneter Rosmarin
- Salz und Pfeffer nach Geschmack
- Zitronenspalten zum Servieren

Anweisungen:

1. In einer kleinen Schüssel Olivenöl, gehackten Knoblauch, gehackte frische Petersilie, getrockneten Thymian, getrockneten Rosmarin, Salz und Pfeffer verrühren, um die Marinade herzustellen.
2. Legen Sie den Hähnchenschenkel in eine flache Schüssel und gießen Sie die Marinade darüber. Stellen Sie sicher, dass das Huhn gleichmäßig bedeckt ist.
3. Abdecken und mindestens 30 Minuten oder bis zu 4 Stunden im Kühlschrank lagern, damit sich die Aromen entfalten können.
4. Den Grill auf mittlere bis hohe Hitze vorheizen.
5. Den Hähnchenschenkel aus der Marinade nehmen und überschüssige Marinade wegwerfen.

6. Den Hähnchenschenkel auf jeder Seite 6–8 Minuten grillen oder bis er bei einer Innentemperatur von 74 °C durchgegart ist und der Bratensaft klar austritt.

7. Vom Grill nehmen und vor dem Servieren einige Minuten ruhen lassen.

8. Servieren Sie den gegrillten, mit Kräutern marinierten Hähnchenschenkel mit Zitronenspalten als Beilage für eine pikante Note.

9. Genießen Sie diesen zarten und aromatischen Hähnchenschenkel für eine sättigende Mahlzeit!

Slow Cooker Truthahn-Chili

Zutaten:

- 1/2 Tasse gekochtes Putenhackfleisch
- 1/4 Tasse gewürfelte Zwiebel
- 1/4 Tasse gewürfelte Paprika (jede Farbe)
- 1/4 Tasse gewürfelte Tomaten
- 1/4 Tasse gekochte Kidneybohnen, abgespült und abgetropft
- 1/2 Tasse natriumarme Tomatensauce
- 1/4 Teelöffel Chilipulver
- 1/4 Teelöffel gemahlener Kreuzkümmel
- Salz und Pfeffer nach Geschmack
- Gehackter frischer Koriander zum Garnieren (optional)

Anweisungen:

1. Kombinieren Sie in einem Slow Cooker gekochtes Putenhackfleisch, Zwiebelwürfel, Paprikawürfel, Tomatenwürfel, gekochte Kidneybohnen, natriumarme Tomatensauce, Chilipulver, gemahlenen Kreuzkümmel, Salz und Pfeffer.

2. Alle Zutaten umrühren.

3. Abdecken und 4–6 Stunden auf niedriger Stufe oder 2–3 Stunden auf hoher Stufe kochen, bis sich die Aromen gut vermischt haben und das Gemüse zart ist.

4. Abschmecken und bei Bedarf nachwürzen.

5. Servieren Sie das Puten-Chili aus dem Slow Cooker heiß und nach Wunsch mit gehacktem frischem Koriander garniert.

6. Genießen Sie dieses herzhafte und aromatische Chili für eine wohltuende Mahlzeit!

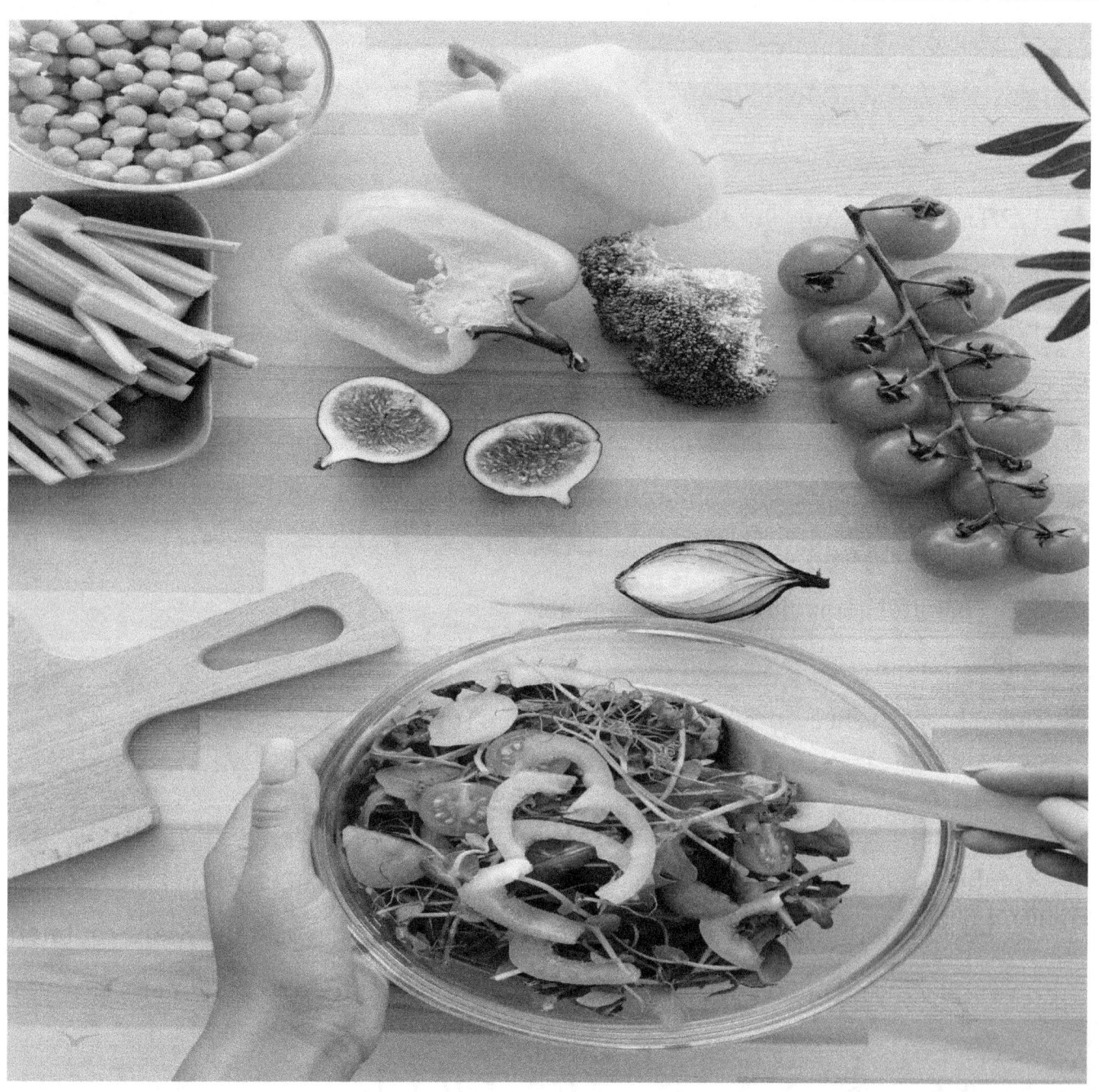

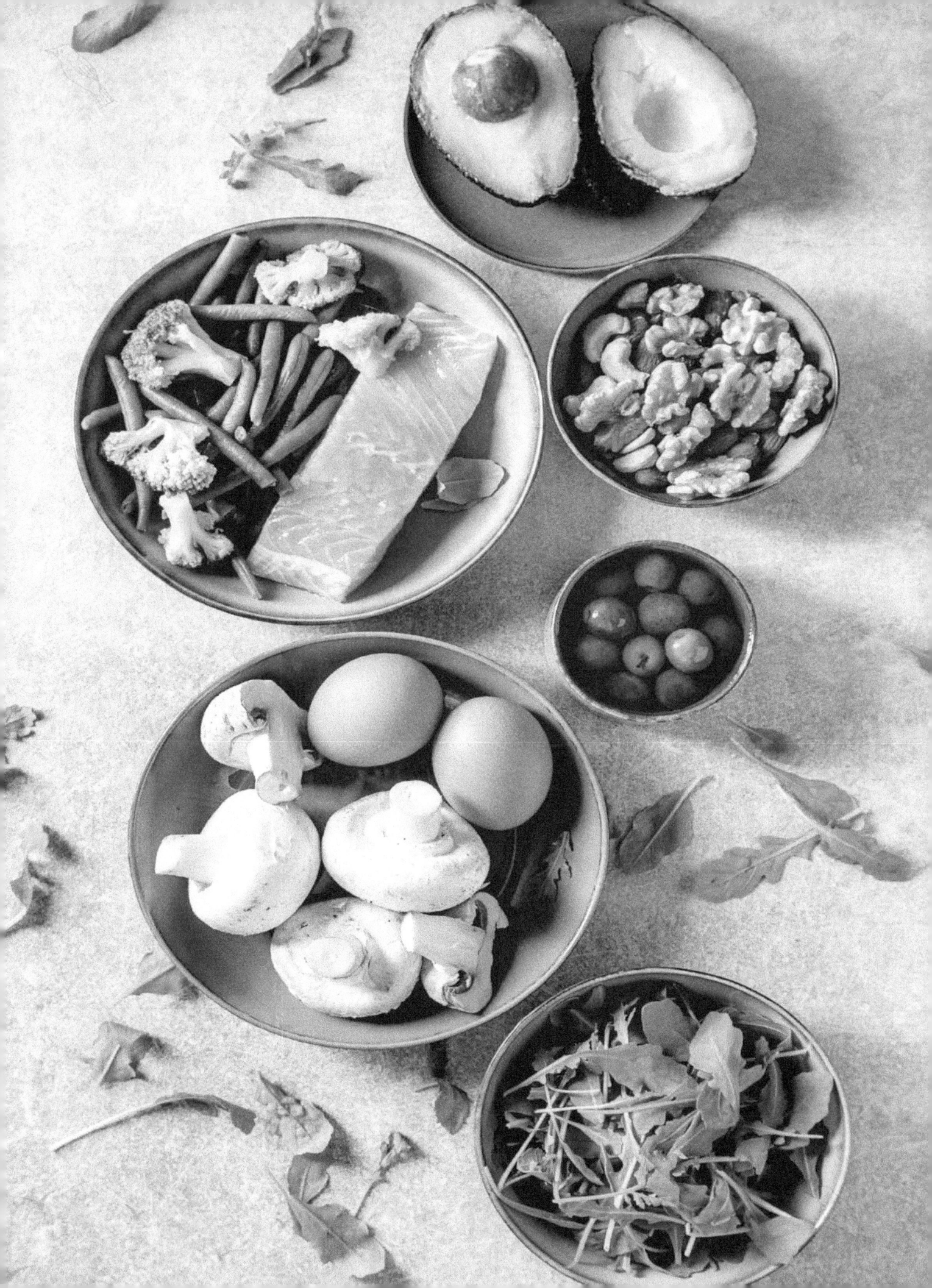

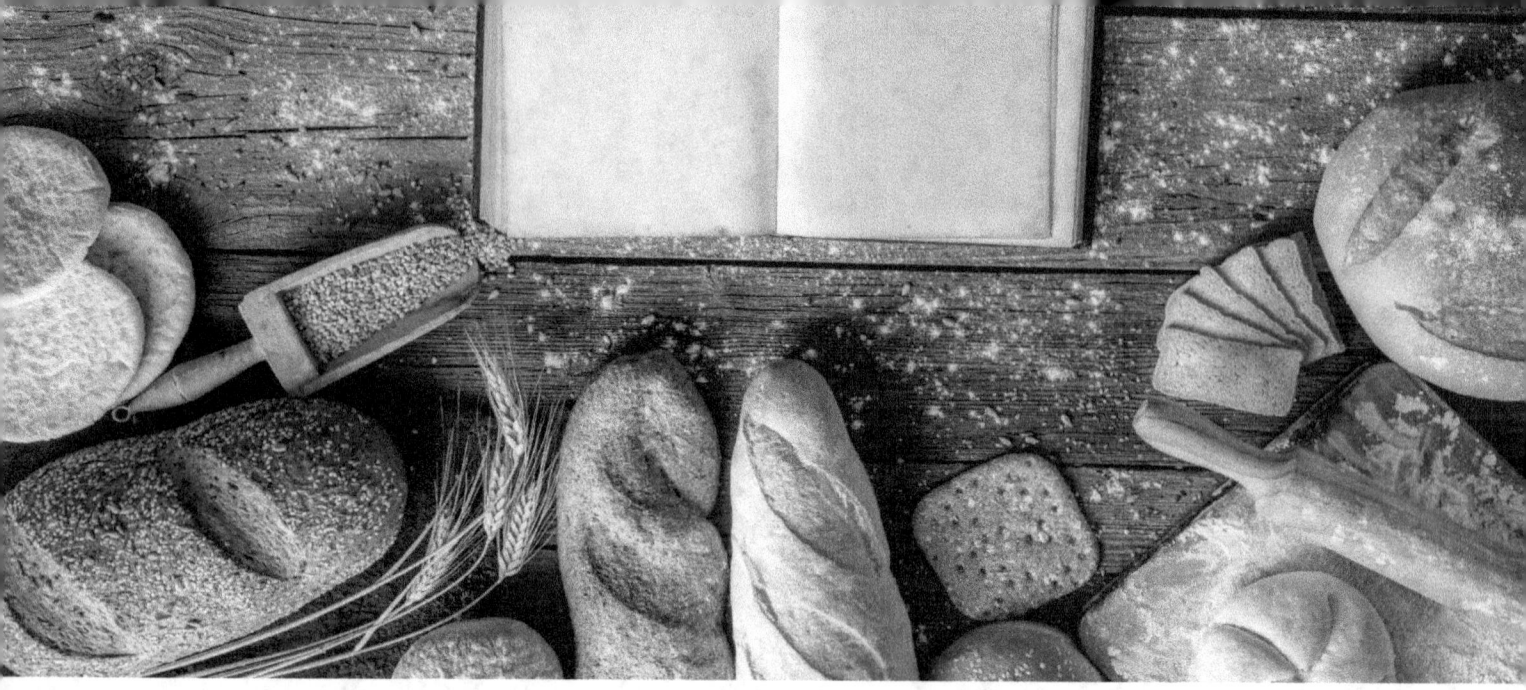

BROTREZEPTE

Vollkorn-Bananen-Brot

Zutaten:

- 1/4 Tasse zerdrückte reife Banane
- 1 Esslöffel ungesüßtes Apfelmus
- 1 Esslöffel Olivenöl
- 1 Esslöffel Honig
- 1/4 Teelöffel Vanilleextrakt
- 1/4 Tasse Vollkornmehl
- 1/4 Teelöffel Backpulver
- Prise Zimt (optional)

Anweisungen:

1. Heizen Sie den Ofen auf 350 °F (175 °C) vor. Eine kleine Kastenform mit Olivenöl einfetten oder mit Backpapier auslegen.

2. In einer Rührschüssel zerdrückte reife Banane, ungesüßtes Apfelmus, Olivenöl, Honig und Vanilleextrakt vermischen. Gut mischen.

3. Vollkornmehl, Backpulver und Zimt (falls verwendet) in die Schüssel geben. Rühren, bis alles gut vermischt ist.

4. Den Teig in die vorbereitete Kastenform füllen und gleichmäßig verteilen.

5. Im vorgeheizten Ofen 20–25 Minuten backen, oder bis das Brot goldbraun ist und ein Zahnstocher, der in die Mitte gesteckt wird, sauber herauskommt.

6. Nehmen Sie es aus dem Ofen und lassen Sie es einige Minuten in der Pfanne abkühlen, bevor Sie es zum vollständigen Abkühlen auf einen Rost legen.

7. Nach dem Abkühlen das Vollkorn-Bananenbrot in Scheiben schneiden und servieren. Genießen Sie dieses gesunde und nahrhafte Brot als Snack oder Frühstücksoption!

Haferflocken-Blaubeer-Muffins

Zutaten:

● 1/4 Tasse Haferflocken

● 1/4 Tasse ungesüßte Mandelmilch (oder ein anderer Milchersatz)

● 1 Esslöffel Olivenöl

● 1 Esslöffel Honig

● 1/4 Teelöffel Vanilleextrakt

● 1/4 Tasse Vollkornmehl

● 1/4 Teelöffel Backpulver

● 1/4 Tasse frische oder gefrorene Blaubeeren

Anweisungen:

1. Heizen Sie den Ofen auf 350 °F (175 °C) vor. Eine Muffinform mit Olivenöl einfetten oder mit Muffinförmchen auslegen.

2. In einer Rührschüssel Haferflocken und ungesüßte Mandelmilch vermischen. Lassen Sie es 5–10 Minuten ruhen, damit die Haferflocken weich werden.

3. Olivenöl, Honig und Vanilleextrakt mit den Haferflocken in die Schüssel geben. Gut mischen.

4. Vollkornmehl und Backpulver in die Schüssel geben. Rühren, bis alles gut vermischt ist.

5. Die Blaubeeren vorsichtig unter den Muffin-Teig heben.

6. Verteilen Sie den Teig gleichmäßig auf die Muffinförmchen und füllen Sie jedes zu etwa 2/3.

7. Im vorgeheizten Ofen 18–20 Minuten backen, oder bis die Muffins leicht golden sind und ein Zahnstocher in der Mitte sauber herauskommt.

8. Nehmen Sie die Muffins aus dem Ofen und lassen Sie sie einige Minuten in der Form abkühlen, bevor Sie sie zum vollständigen Abkühlen auf ein Kuchengitter legen.

9. Nach dem Abkühlen genießen Sie diese Haferflocken-Blaubeer-Muffins als köstlichen und ballaststoffreichen Leckerbissen!

Flambiertes Mandelbrot

Zutaten:

- 1/4 Tasse gemahlener Leinsamen
- 1/4 Tasse Mandelmehl
- 1/2 Teelöffel Backpulver
- Prise Salz
- 1 Esslöffel ungesüßte Mandelmilch (oder ein anderer Milchersatz)

- 1 Esslöffel Olivenöl
- 1 Ei

1. Heizen Sie den Ofen auf 350 °F (175 °C) vor. Eine kleine Kastenform mit Olivenöl einfetten oder mit Backpapier auslegen.

2. In einer Rührschüssel gemahlene Leinsamen, Mandelmehl, Backpulver und Salz vermischen.

3. In einer separaten Schüssel ungesüßte Mandelmilch, Olivenöl und Ei verquirlen.

4. Gießen Sie die feuchten Zutaten zu den trockenen Zutaten und vermischen Sie alles, bis alles gut vermischt ist.

5. Den Teig in die vorbereitete Kastenform füllen und gleichmäßig verteilen.

6. Im vorgeheizten Ofen 25–30 Minuten backen, oder bis das Brot goldbraun ist und ein Zahnstocher, der in die Mitte gesteckt wird, sauber herauskommt.

7. Nehmen Sie es aus dem Ofen und lassen Sie es einige Minuten in der Pfanne abkühlen, bevor Sie es zum vollständigen Abkühlen auf einen Rost legen.

8. Nach dem Abkühlen das Leinsamen-Mandelbrot in Scheiben schneiden und servieren. Genießen Sie dieses nahrhafte und glutenfreie Brot als Snack oder mit Ihren Lieblingsbelägen!

Zucchinibrot aus Kokosmehl

Zutaten:

- 1/4 Tasse Kokosmehl
- 1/4 Teelöffel Backpulver
- 1/4 Teelöffel gemahlener Zimt
- Prise Salz

- 1 Esslöffel Olivenöl
- 1 Ei
- 1/4 Tasse geriebene Zucchini
- 1 Esslöffel ungesüßtes Apfelmus
- 1 Esslöffel Honig

Anweisungen:

1. Heizen Sie den Ofen auf 350 °F (175 °C) vor. Eine kleine Kastenform mit Olivenöl einfetten oder mit Backpapier auslegen.

2. In einer Rührschüssel Kokosmehl, Backpulver, gemahlenen Zimt und Salz vermischen.

3. In einer separaten Schüssel Olivenöl und Ei verrühren, bis alles gut vermischt ist.

4. Geriebene Zucchini, ungesüßtes Apfelmus und Honig in die Schüssel mit den feuchten Zutaten geben. Gut mischen.

5. Die feuchten Zutaten zu den trockenen Zutaten geben und verrühren, bis ein dicker Teig entsteht.

6. Den Teig in die vorbereitete Kastenform füllen und gleichmäßig verteilen.

7. Im vorgeheizten Ofen 30–35 Minuten backen, oder bis das Brot goldbraun ist und ein Zahnstocher, der in die Mitte gesteckt wird, sauber herauskommt.

8. Nehmen Sie es aus dem Ofen und lassen Sie es einige Minuten in der Pfanne abkühlen, bevor Sie es zum vollständigen Abkühlen auf einen Rost legen.

9. Nach dem Abkühlen das Zucchinibrot aus Kokosmehl in Scheiben schneiden und servieren. Genießen Sie dieses saftige und aromatische Brot als nahrhaften Leckerbissen!

Buchweizen-Chia-Samen-Brot

Zutaten:

- 1/4 Tasse Buchweizenmehl
- 1 Esslöffel Chiasamen
- 1/2 Teelöffel Backpulver
- Prise Salz
- 1 Esslöffel Olivenöl
- 1 Ei
- 1 Esslöffel ungesüßte Mandelmilch (oder ein anderer Milchersatz)

Anweisungen:

1. Heizen Sie den Ofen auf 350 °F (175 °C) vor. Eine kleine Kastenform mit Olivenöl einfetten oder mit Backpapier auslegen.

2. In einer Rührschüssel Buchweizenmehl, Chiasamen, Backpulver und Salz vermischen.

3. In einer separaten Schüssel Olivenöl, Ei und ungesüßte Mandelmilch verrühren, bis alles gut vermischt ist.

4. Gießen Sie die feuchten Zutaten zu den trockenen Zutaten und vermischen Sie alles, bis alles gut vermischt ist.

5. Den Teig in die vorbereitete Kastenform füllen und gleichmäßig verteilen.

6. Im vorgeheizten Ofen 25–30 Minuten backen, oder bis das Brot goldbraun ist und ein Zahnstocher, der in die Mitte gesteckt wird, sauber herauskommt.

7. Nehmen Sie es aus dem Ofen und lassen Sie es einige Minuten in der Pfanne abkühlen, bevor Sie es zum vollständigen Abkühlen auf einen Rost legen.

8. Nach dem Abkühlen das Buchweizen-Chiasamen-Brot in Scheiben schneiden und servieren. Genießen Sie dieses herzhafte und nahrhafte Brot als Snack oder mit Ihren Lieblingsbelägen!

Quinoa-Leinsamenbrot

Zutaten:

- 1/4 Tasse gekochte Quinoa
- 1/4 Tasse gemahlener Leinsamen
- 1/2 Teelöffel Backpulver
- Prise Salz
- 1 Esslöffel Olivenöl
- 1 Ei
- 1 Esslöffel ungesüßte Mandelmilch (oder ein anderer Milchersatz)

Anweisungen:

1. Heizen Sie den Ofen auf 350 °F (175 °C) vor. Eine kleine Kastenform mit Olivenöl einfetten oder mit Backpapier auslegen.

2. In einer Rührschüssel gekochtes Quinoa, gemahlene Leinsamen, Backpulver und Salz vermischen.

3. In einer separaten Schüssel Olivenöl, Ei und ungesüßte Mandelmilch verrühren, bis alles gut vermischt ist.

4. Gießen Sie die feuchten Zutaten zu den trockenen Zutaten und vermischen Sie alles, bis alles gut vermischt ist.

5. Den Teig in die vorbereitete Kastenform füllen und gleichmäßig verteilen.

6. Im vorgeheizten Ofen 25–30 Minuten backen, oder bis das Brot goldbraun ist und ein Zahnstocher, der in die Mitte gesteckt wird, sauber herauskommt.

7. Nehmen Sie es aus dem Ofen und lassen Sie es einige Minuten in der Pfanne abkühlen, bevor Sie es zum vollständigen Abkühlen auf einen Rost legen.

8. Nach dem Abkühlen das Quinoa-Leinsamenbrot in Scheiben schneiden und servieren. Genießen Sie dieses protein- und ballaststoffreiche Brot als nahrhafte Ergänzung zu Ihren Mahlzeiten!

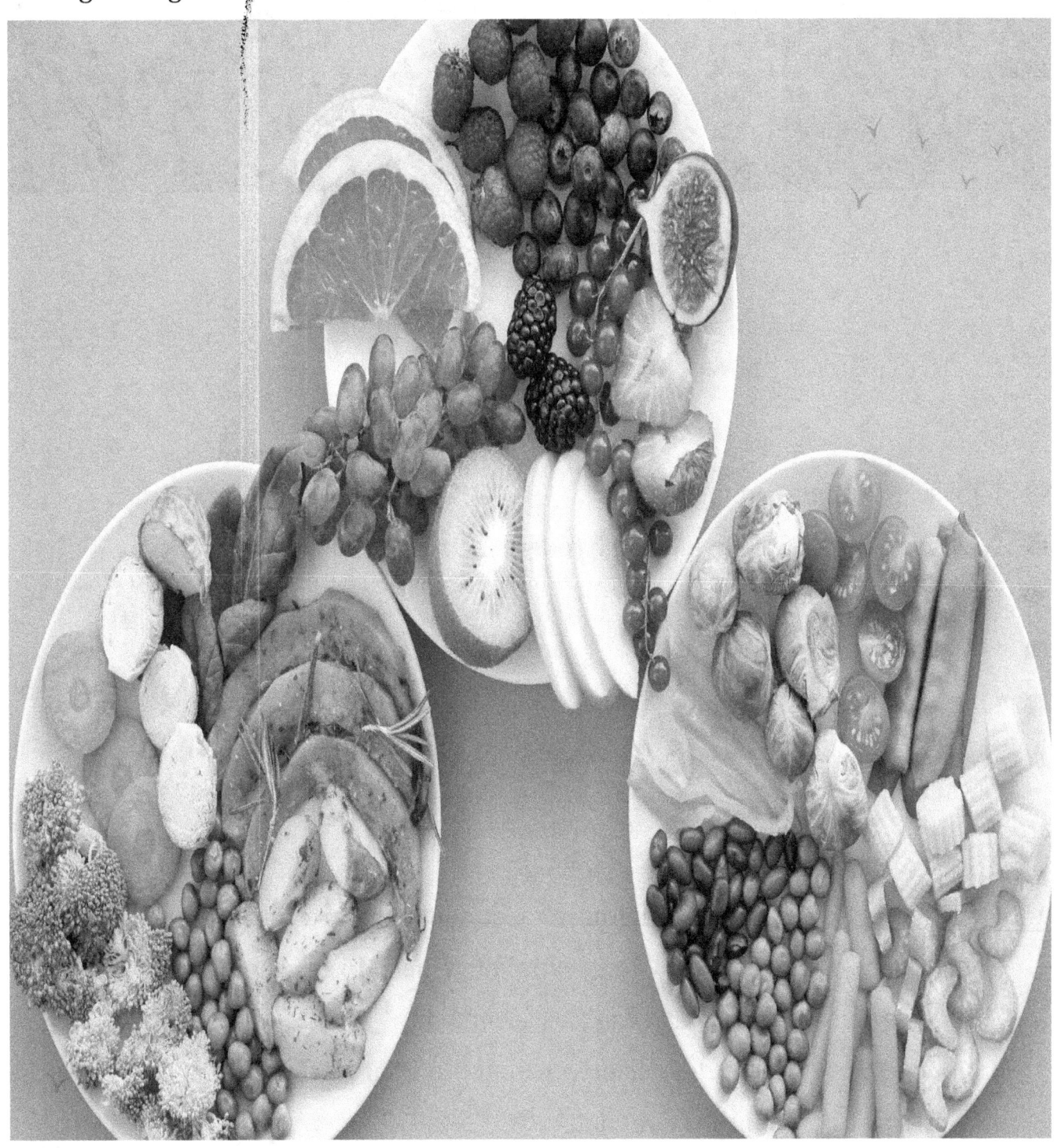

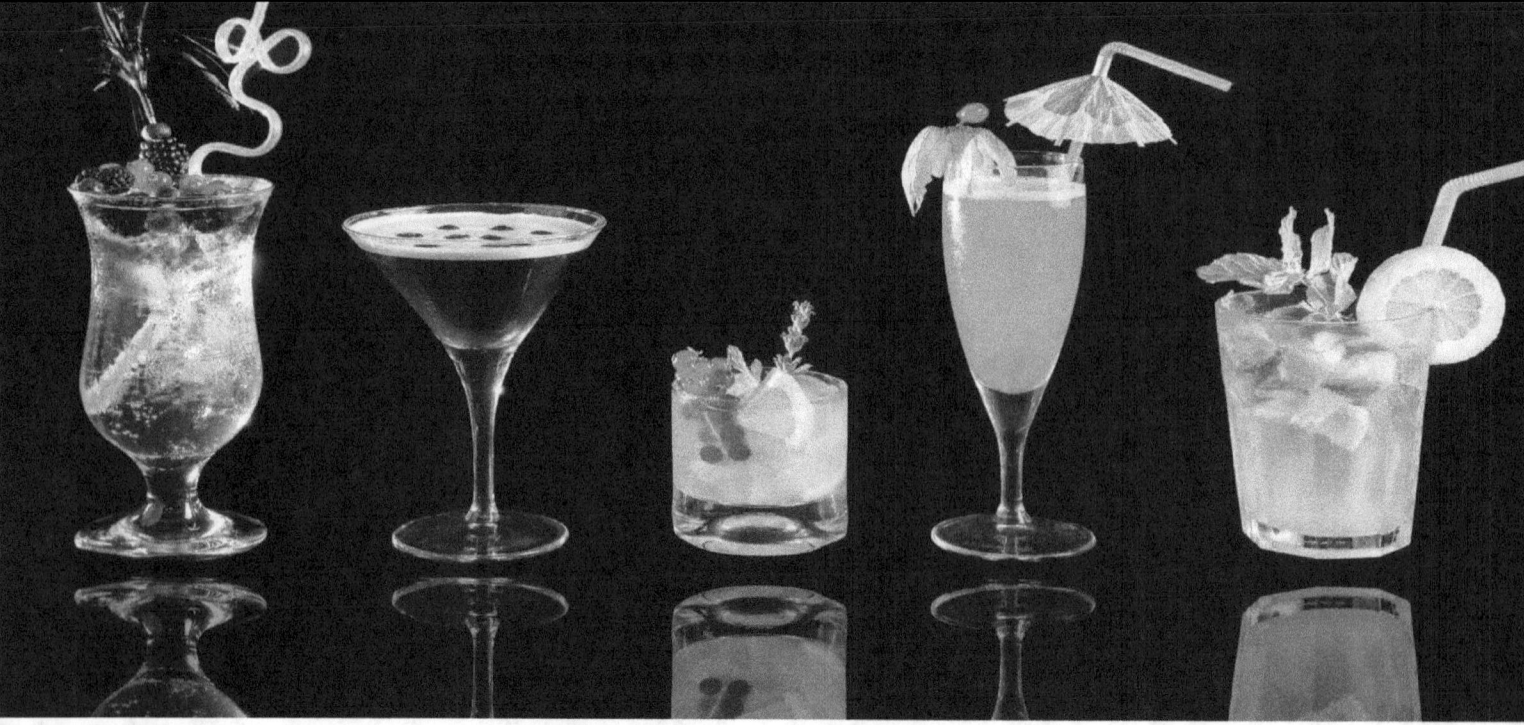

Getränkerezepte

Honigmelonen-Smoothie

Zutaten:

- 1 Tasse gewürfelte Honigmelone
- 1/2 Tasse ungesüßte Mandelmilch (oder ein anderer Milchersatz)
- 1 Esslöffel griechischer Naturjoghurt
- 1 Teelöffel Honig (optional)
- 1/4 Teelöffel Vanilleextrakt
- Eiswürfel (optional)

Anweisungen:

1. Gewürfelte Honigmelone, ungesüßte Mandelmilch, griechischen Naturjoghurt, Honig (falls verwendet) und Vanilleextrakt in einen Mixer geben.
2. Mixen, bis eine glatte und cremige Masse entsteht.
3. Bei Bedarf Eiswürfel in den Mixer geben und erneut mixen, bis der Smoothie die gewünschte Konsistenz erreicht hat.

4. Den Honigmelonen-Smoothie in ein Glas füllen und sofort servieren.

5. Genießen Sie diesen erfrischenden und feuchtigkeitsspendenden Smoothie als nahrhafte Getränkeoption!

Kräuter-Eistee

Zutaten:

- 1 Beutel Kräutertee (z. B. Kamille, Pfefferminze oder Hibiskus)
- 1 Tasse kochendes Wasser
- 1/2 Teelöffel Honig (optional)
- 1/4 Teelöffel Zitronensaft (optional)
- Eiswürfel

Anweisungen:

1. Geben Sie den Kräuterteebeutel in einen hitzebeständigen Becher oder eine Tasse.

2. Den Teebeutel mit kochendem Wasser übergießen.

3. 5–7 Minuten ziehen lassen oder bis die gewünschte Stärke erreicht ist.

4. Entfernen Sie den Teebeutel und entsorgen Sie ihn.

5. Falls gewünscht, Honig und Zitronensaft unterrühren, bis sich alles aufgelöst hat.

6. Lassen Sie den aufgebrühten Kräutertee auf Raumtemperatur abkühlen.

7. Füllen Sie ein Glas mit Eiswürfeln und gießen Sie den abgekühlten Kräutertee über das Eis.

8. Vorsichtig umrühren und nach Belieben mit einer Zitronenscheibe oder Minzblättern garnieren.

9. Sofort servieren und dieses wohltuende und koffeinfreie Getränkeangebot genießen!

Berry Blast Smoothie

Zutaten:

- 1/2 Tasse gemischte Beeren (wie Erdbeeren, Blaubeeren und Himbeeren), frisch oder gefroren
- 1/2 Banane, frisch oder gefroren
- 1/2 Tasse ungesüßte Mandelmilch (oder ein anderer Milchersatz)
- 1 Esslöffel griechischer Naturjoghurt
- 1 Teelöffel Honig (optional)
- Eiswürfel (optional)

Anweisungen:

1. Gemischte Beeren, Banane, ungesüßte Mandelmilch, griechischen Naturjoghurt und Honig (falls verwendet) in einen Mixer geben.
2. Mixen, bis eine glatte und cremige Masse entsteht.
3. Bei Bedarf Eiswürfel in den Mixer geben und erneut mixen, bis der Smoothie die gewünschte Konsistenz erreicht hat.
4. Den Berry Blast Smoothie in ein Glas füllen und sofort servieren.
5. Genießen Sie diesen antioxidantienreichen und erfrischenden Smoothie als nahrhafte Getränkeoption!

Mit Gurken-Minze angereichertes Wasser

Zutaten:

- 1/2 Gurke, in dünne Scheiben geschnitten
- 4-5 frische Minzblätter
- 1 Tasse kaltes Wasser
- Eiswürfel

1. Gurkenscheiben und frische Minzblätter in einen Krug oder ein Glas geben.

2. Gurke und Minze mit kaltem Wasser übergießen.

3. Vorsichtig umrühren, um die Zutaten zu vermischen.

4. Mindestens 1 Stunde im Kühlschrank lagern, damit sich die Aromen entfalten können.

5. Füllen Sie zum Servieren ein Glas mit Eiswürfeln und gießen Sie das mit Gurken-Minze angereicherte Wasser über das Eis.

6. Vorsichtig umrühren und nach Belieben mit weiteren Gurkenscheiben oder Minzblättern garnieren.

7. Sofort servieren und dieses erfrischende und feuchtigkeitsspendende Wasser genießen!

Goldene Kurkumamilch

Zutaten:

- 1 Tasse ungesüßte Mandelmilch (oder ein anderer Milchersatz)
- 1/2 Teelöffel gemahlene Kurkuma
- 1/4 Teelöffel gemahlener Zimt
- 1/4 Teelöffel gemahlener Ingwer
- Prise schwarzer Pfeffer (optional)
- 1 Teelöffel Honig oder Ahornsirup (optional)

Anweisungen:

1. In einem kleinen Topf die Mandelmilch bei mittlerer Hitze erhitzen, bis sie warm, aber nicht kocht.

2. Gemahlene Kurkuma, gemahlenen Zimt, gemahlenen Ingwer und schwarzen Pfeffer (falls verwendet) unterrühren.

3. Weiter schlagen, bis die Gewürze gut vermischt sind und die Milch durchgewärmt ist.

4. Vom Herd nehmen und nach Belieben Honig oder Ahornsirup einrühren.

5. Gießen Sie die goldene Kurkumamilch in eine Tasse und servieren Sie sie warm.

6. Genießen Sie diese wohltuende und entzündungshemmende Getränkeoption!

Zitrus-Grüntee-Kühler

Zutaten:

● 1 grüner Teebeutel

● 1 Tasse kochendes Wasser

● 1/4 Tasse frisch gepresster Orangensaft

● 1 Esslöffel frisch gepresster Zitronensaft

● 1/2 Teelöffel Honig oder Ahornsirup (optional)

● Eiswürfel

Anweisungen:

1. Geben Sie den Grünteebeutel in einen hitzebeständigen Becher oder eine Tasse.

2. Den Teebeutel mit kochendem Wasser übergießen und 3-5 Minuten ziehen lassen.

3. Entfernen Sie den Teebeutel und lassen Sie den aufgebrühten grünen Tee auf Raumtemperatur abkühlen.

4. In einem Glas den abgekühlten Grüntee mit frisch gepresstem Orangensaft und Zitronensaft vermischen.

5. Bei Bedarf Honig oder Ahornsirup einrühren, bis er sich aufgelöst hat.

6. Füllen Sie das Glas mit Eiswürfeln und rühren Sie um, um das Getränk abzukühlen.

7. Nach Belieben mit einer Orangen- oder Zitronenscheibe garnieren.

8. Sofort servieren und dieses erfrischende und antioxidantienreiche Getränk genießen!

Wassermelonen-Minz-Kühler

Zutaten:

- 1 Tasse gewürfelte kernlose Wassermelone
- 4-5 frische Minzblätter
- 1/2 Teelöffel frisch gepresster Limettensaft
- 1/2 Tasse kaltes Wasser
- Eiswürfel

Anweisungen:

1. Gewürfelte Wassermelone und frische Minzblätter in einen Mixer geben.

2. Frisch gepressten Limettensaft und kaltes Wasser in den Mixer geben.

3. Mischen, bis alles glatt und gut vermischt ist.

4. Die Mischung durch ein feinmaschiges Sieb passieren, um eventuell vorhandenes Fruchtfleisch zu entfernen.

5. Füllen Sie ein Glas mit Eiswürfeln und gießen Sie die Wassermelonen-Minz-Mischung über das Eis.

6. Vorsichtig umrühren, um das Getränk zu vermischen und abzukühlen.

7. Nach Belieben mit einem Zweig frischer Minze oder einer Limettenscheibe garnieren.

8. Sofort servieren und diesen erfrischenden und feuchtigkeitsspendenden Kühler genießen!

Ingwerlimonade

Zutaten:

- 1 Tasse kaltes Wasser
- 2 Esslöffel frisch gepresster Zitronensaft
- 1 Esslöffel Honig oder Ahornsirup
- 1/2 Teelöffel geriebener frischer Ingwer
- Eiswürfel

Anweisungen:

1. Kombinieren Sie in einem Glas kaltes Wasser, frisch gepressten Zitronensaft, Honig oder Ahornsirup und geriebenen frischen Ingwer.
2. Rühren, bis sich der Honig oder Ahornsirup aufgelöst hat und die Zutaten gut vermischt sind.
3. Füllen Sie das Glas mit Eiswürfeln und rühren Sie um, um das Getränk abzukühlen.
4. Nach Belieben mit einer Zitronenscheibe oder einem Zweig frischer Minze garnieren.
5. Sofort servieren und diese würzige und belebende Ingwerlimonade genießen!

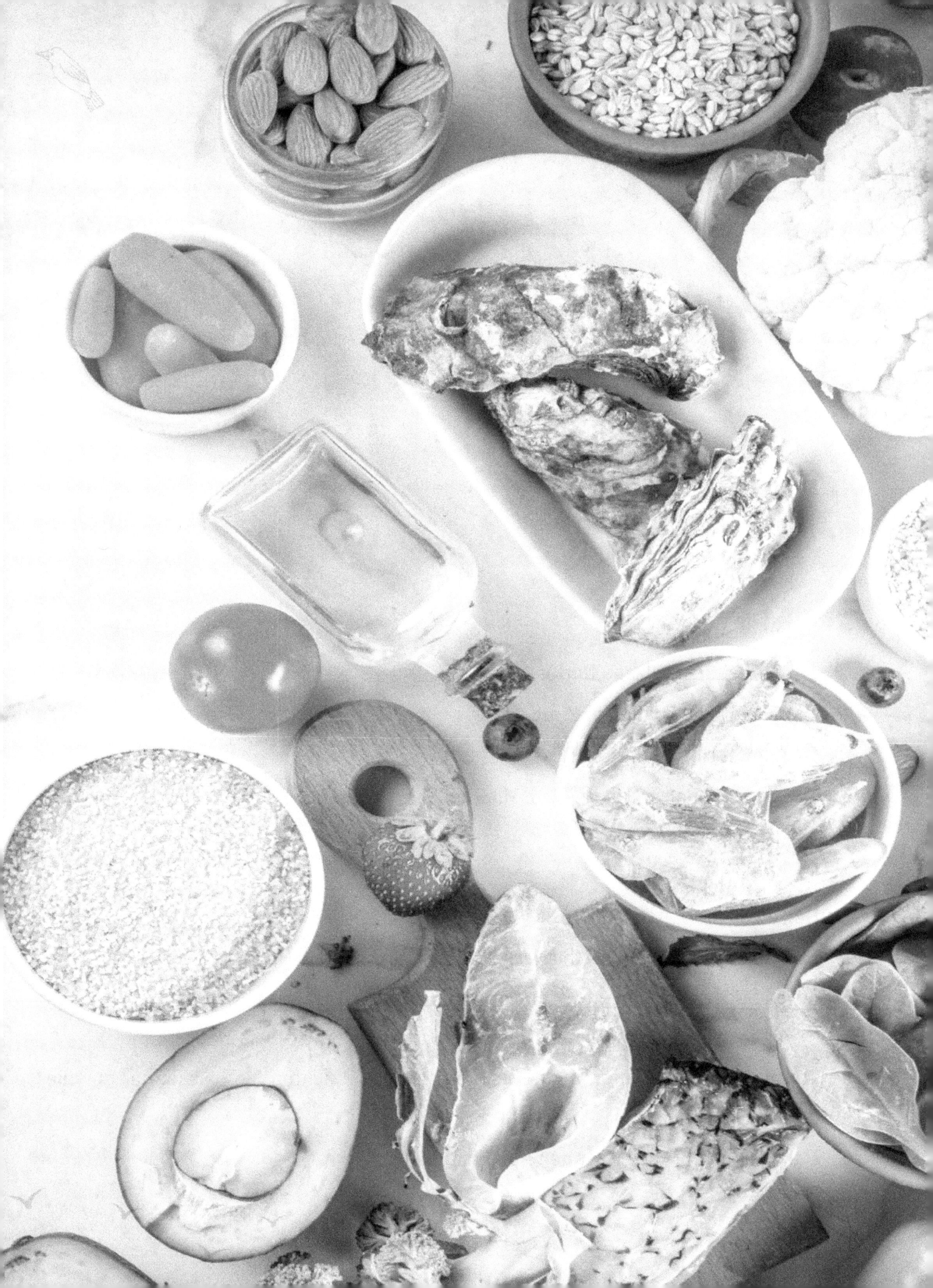

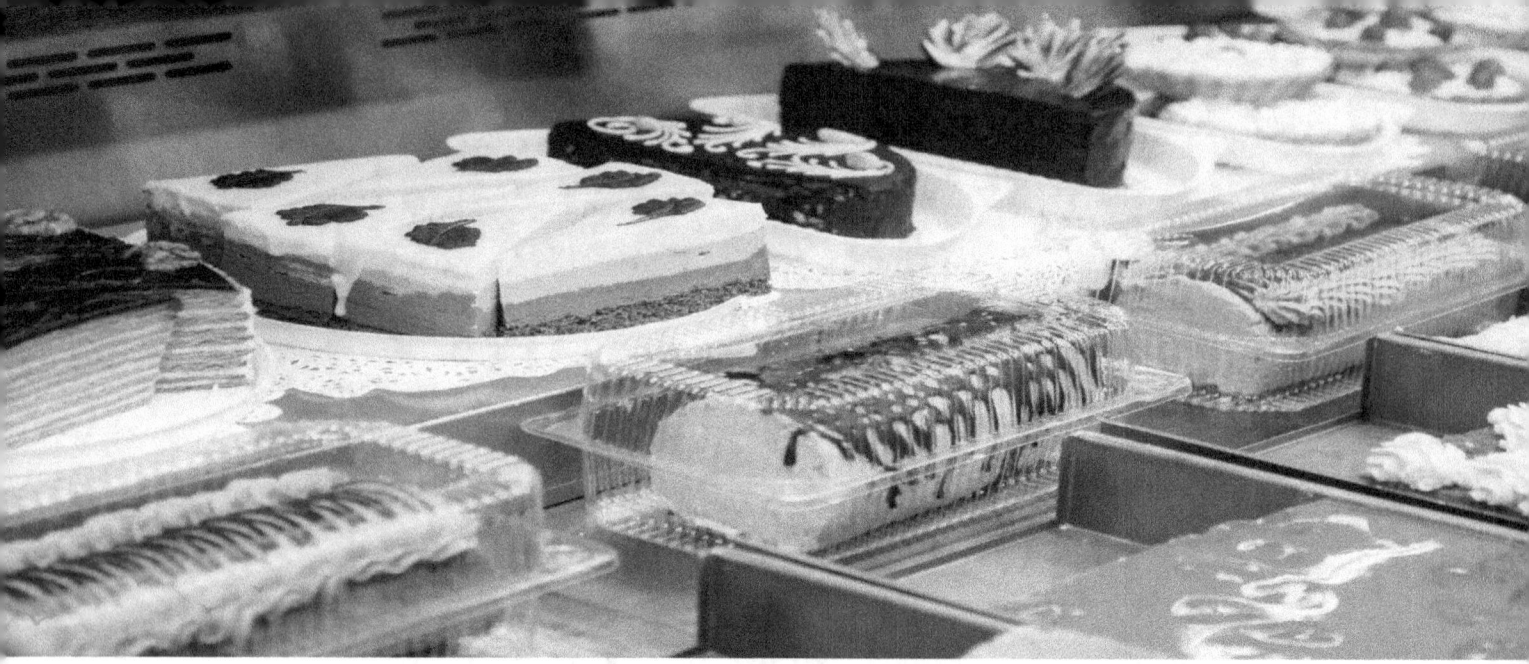

DESSERT-REZEPTE

Bratäpfel mit Zimt

Zutaten:

- 1 kleiner Apfel
- 1 Teelöffel ungesalzene Butter
- 1/2 Teelöffel gemahlener Zimt
- 1 Teelöffel Honig (optional)
- 1 Esslöffel gehackte Nüsse (z. B. Mandeln oder Walnüsse), optional

Anweisungen:

1. Heizen Sie den Ofen auf 375 °F (190 °C) vor.
2. Den Apfel entkernen und die Kerne entfernen, dabei die Unterseite intakt lassen.
3. Legen Sie den Apfel in eine kleine Auflaufform.
4. Geben Sie einen Teelöffel ungesalzene Butter in die Mitte des Apfels.
5. Streuen Sie gemahlenen Zimt über den Apfel und achten Sie darauf, dass er die Oberfläche bedeckt.
6. Nach Belieben Honig über den Apfel träufeln.

7. Im vorgeheizten Ofen 20–25 Minuten backen, oder bis der Apfel zart und weich ist.

8. Aus dem Ofen nehmen und einige Minuten abkühlen lassen.

9. Optional: Vor dem Servieren gehackte Nüsse über den Bratapfel streuen.

10. Warm servieren und dieses köstliche und wohltuende Dessert genießen!

Joghurtparfait mit Beeren

Zutaten:

- 1/2 Tasse griechischer Naturjoghurt
- 1/4 Tasse gemischte Beeren (wie Erdbeeren, Blaubeeren und Himbeeren)
- 1 Esslöffel gehackte Nüsse (z. B. Mandeln oder Walnüsse), optional
- 1 Teelöffel Honig oder Ahornsirup (optional)

Anweisungen:

1. In ein Servierglas oder eine Schüssel griechischen Naturjoghurt und gemischte Beeren schichten.

2. Wiederholen Sie die Schichten, bis das Glas oder die Schüssel gefüllt ist.

3. Optional: Für zusätzliche Süße Honig oder Ahornsirup über die Schichten träufeln.

4. Nach Belieben gehackte Nüsse darüber streuen.

5. Sofort servieren und dieses erfrischende und nahrhafte Joghurtparfait als köstliches Dessert genießen!

Chia-Samen Pudding

Zutaten:

- 2 Esslöffel Chiasamen
- 1/2 Tasse ungesüßte Mandelmilch (oder ein anderer Milchersatz)
- 1/2 Teelöffel Vanilleextrakt

- 1 Teelöffel Honig oder Ahornsirup (optional)
- Frisches Obst zum Garnieren (zum Beispiel geschnittene Erdbeeren oder Blaubeeren)
- Gehackte Nüsse zum Garnieren (z. B. Mandeln oder Walnüsse), optional

Anweisungen:

1. In einer kleinen Schüssel oder einem Glas Chiasamen, ungesüßte Mandelmilch, Vanilleextrakt und gegebenenfalls Honig oder Ahornsirup vermischen.

2. Gut umrühren, um sicherzustellen, dass die Chiasamen gleichmäßig verteilt sind.

3. Decken Sie die Schüssel oder das Glas ab und stellen Sie es mindestens 2 Stunden oder besser über Nacht in den Kühlschrank, damit die Chiasamen die Flüssigkeit aufnehmen und zu einer puddingähnlichen Konsistenz eindicken können.

4. Sobald der Chiasamen-Pudding fest geworden ist, rühren Sie ihn gut um.

5. Servieren Sie den Chiasamen-Pudding in einer Dessertschüssel oder einem Glas.

6. Nach Belieben mit frischen Obstscheiben und gehackten Nüssen belegen.

7. Genießen Sie diesen cremigen und nahrhaften Chiasamen-Pudding als sättigendes Dessert!

Banane „Eis"

Zutaten:

- 1 reife Banane, geschält und in Scheiben geschnitten
- 1 Esslöffel ungesüßte Mandelmilch (oder ein anderer Milchersatz)
- 1/4 Teelöffel Vanilleextrakt
- Belag nach Wahl (z. B. gehackte Nüsse, Kokosraspeln oder dunkle Schokoladenstückchen), optional

1. Legen Sie die Bananenscheiben in einer Schicht auf ein mit Backpapier ausgelegtes Backblech.

2. Frieren Sie die Bananenscheiben mindestens 2 Stunden lang ein, oder bis sie fest gefroren sind.

3. Sobald die Bananenscheiben gefroren sind, geben Sie sie in einen Mixer oder eine Küchenmaschine.

4. Ungesüßte Mandelmilch und Vanilleextrakt in den Mixer geben.

5. Mischen Sie, bis die Mischung glatt und cremig ist, und kratzen Sie dabei nach Bedarf an den Seiten des Mixers ab.

6. Wenn die Mischung zu dick ist, können Sie noch etwas Mandelmilch hinzufügen, damit sie glatter wird.

7. Sobald die Bananenmischung die Konsistenz von Softeis hat, geben Sie sie in eine Schüssel.

8. Optional: Mit Ihren Lieblingszutaten wie gehackten Nüssen, Kokosraspeln oder dunklen Schokoladenstückchen belegen.

9. Servieren Sie es sofort und genießen Sie dieses natürlich süße Bananeneis ohne schlechtes Gewissen als köstliches Dessert!

Gebackene Birnen mit Zimt und Walnüssen

Zutaten:

- 1 reife Birne
- 1 Esslöffel gehackte Walnüsse
- 1/2 Teelöffel gemahlener Zimt
- 1 Teelöffel Honig (optional)
- 1 Teelöffel ungesalzene Butter

Anweisungen:

1. Heizen Sie den Ofen auf 375 °F (190 °C) vor.

2. Schneiden Sie die Birne in zwei Hälften und entfernen Sie das Kerngehäuse und die Kerne, so dass eine hohle Mitte entsteht.

3. Die Birnenhälften mit der Schnittfläche nach oben in eine kleine Auflaufform legen.

4. In einer kleinen Schüssel gehackte Walnüsse und gemahlenen Zimt vermischen.

5. Die Walnussmischung gleichmäßig auf die Birnenhälften verteilen und die Hohlräume füllen.

6. Nach Belieben Honig über die Birnenhälften träufeln.

7. Auf jede Birnenhälfte ein kleines Stück ungesalzene Butter legen.

8. Im vorgeheizten Ofen 20–25 Minuten backen oder bis die Birnen zart und karamellisiert sind.

9. Aus dem Ofen nehmen und vor dem Servieren einige Minuten abkühlen lassen.

10. Warm servieren und diese gebackenen Birnen mit Zimt und Walnüssen als köstliches und wohltuendes Dessert genießen!

Avocado-Schokoladenmousse

Zutaten:

- 1 reife Avocado
- 2 Esslöffel ungesüßtes Kakaopulver
- 2 Esslöffel Honig oder Ahornsirup
- 1/2 Teelöffel Vanilleextrakt
- Prise Salz
- Frische Beeren zum Garnieren (zum Beispiel Himbeeren oder Erdbeeren)

1. Geben Sie das Fruchtfleisch der reifen Avocado in einen Mixer oder eine Küchenmaschine.

2. Geben Sie ungesüßtes Kakaopulver, Honig oder Ahornsirup, Vanilleextrakt und eine Prise Salz in den Mixer.

3. Mischen Sie, bis die Mischung glatt und cremig ist, und kratzen Sie dabei nach Bedarf an den Seiten des Mixers ab.

4. Probieren Sie die Avocado-Schokoladenmousse und passen Sie die Süße bei Bedarf an, indem Sie mehr Honig oder Ahornsirup hinzufügen.

5. Sobald die Mischung glatt und gut vermischt ist, geben Sie sie in Servierschüsseln oder Gläser.

6. Zum Abkühlen und Festwerden mindestens 30 Minuten abdecken und in den Kühlschrank stellen.

7. Zum Servieren die Avocado-Schokoladenmousse mit frischen Beeren belegen.

8. Servieren Sie es gekühlt und genießen Sie dieses reichhaltige und köstliche Dessert!

Kokos-Chia-Pudding

Zutaten:

- 2 Esslöffel Chiasamen
- 1/2 Tasse ungesüßte Kokosmilch
- 1/4 Teelöffel Vanilleextrakt
- 1 Teelöffel Honig oder Ahornsirup (optional)
- 1 Esslöffel Kokosraspeln, geröstet (zum Garnieren)
- Frische Beeren zum Garnieren (optional)

1. In einer Schüssel Chiasamen, ungesüßte Kokosmilch, Vanilleextrakt und gegebenenfalls Honig oder Ahornsirup vermischen.

2. Gut umrühren, um alle Zutaten zu vermischen.

3. Decken Sie die Schüssel ab und stellen Sie sie mindestens 2 Stunden oder über Nacht in den Kühlschrank, damit die Chiasamen die Flüssigkeit aufnehmen und eindicken können.

4. Sobald der Chia-Pudding fest geworden ist, rühren Sie ihn gut um.

5. Den Pudding auf Schüsseln verteilen.

6. Nach Belieben mit gerösteten Kokosraspeln und frischen Beeren belegen.

7. Kühl servieren und dieses cremige und kokosnussige Dessert genießen!

Gegrillte Ananas mit Zimt

- Zutaten:
- 1 Scheibe frische Ananas
- 1/4 Teelöffel gemahlener Zimt
- 1 Teelöffel Honig (optional)
- Frische Minzblätter zum Garnieren (optional)

Anweisungen:

1. Einen Grill oder eine Grillpfanne bei mittlerer Hitze vorheizen.

2. Legen Sie die frische Ananasscheibe auf den Grill und grillen Sie sie auf jeder Seite 2-3 Minuten lang oder bis Grillspuren erscheinen und die Ananas durchgeheizt ist.

3. Nehmen Sie die gegrillte Ananas vom Grill und legen Sie sie auf einen Servierteller.

4. Streuen Sie gemahlenen Zimt über die gegrillte Ananas.

5. Nach Belieben Honig über die Ananas träufeln.

6. Nach Belieben mit frischen Minzblättern garnieren.

7. Warm servieren und diese einfache, aber köstliche gegrillte Ananas mit Zimt als köstliches Dessert genießen!

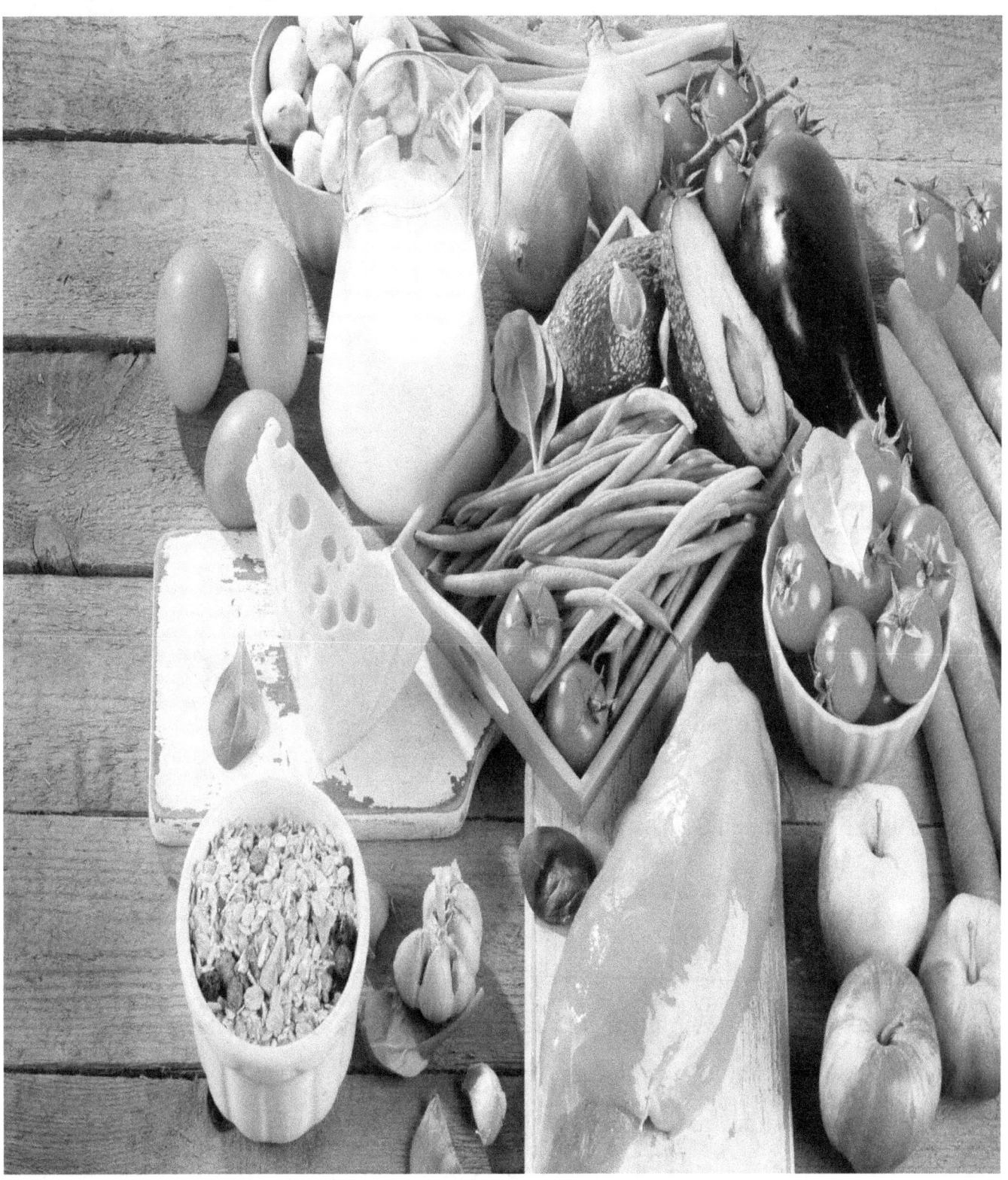

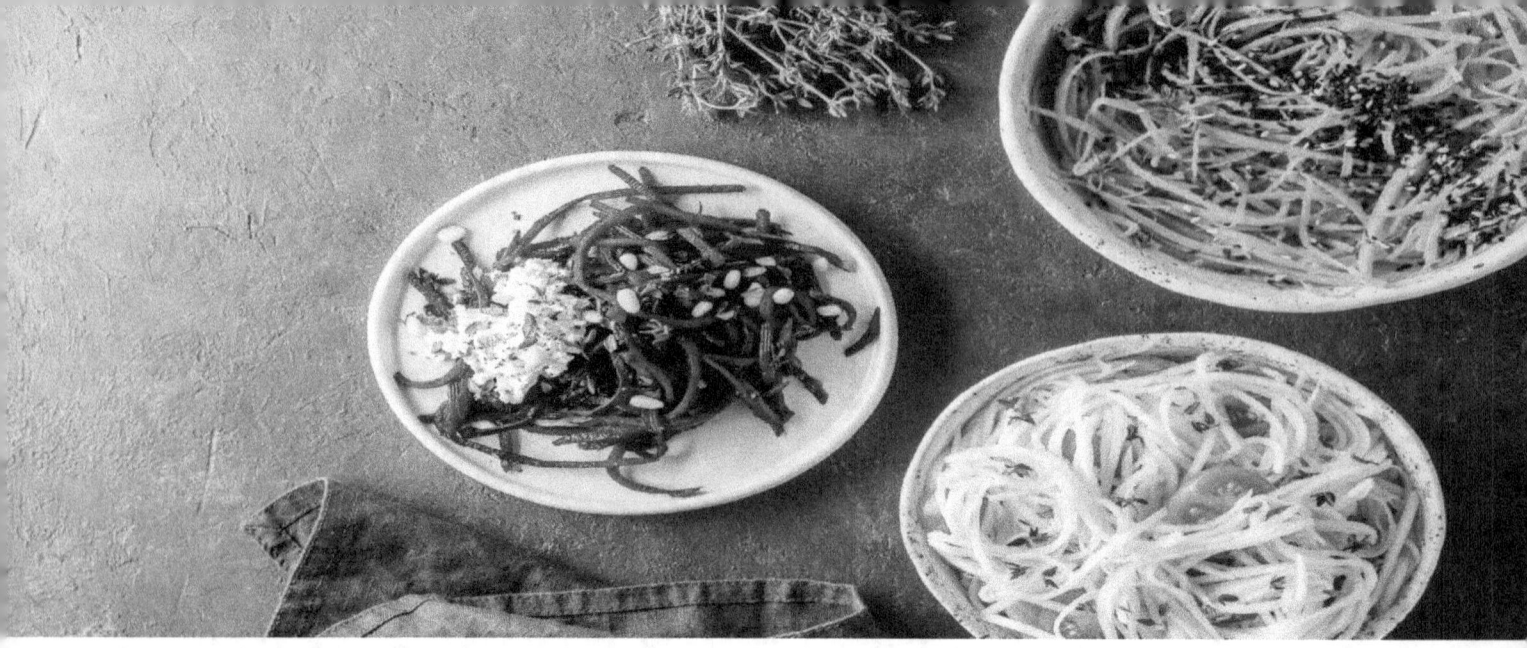

SALATREZEPTE

Spinat-Erdbeer-Salat

Zutaten:

- 1 Tasse frische Spinatblätter
- 1/2 Tasse geschnittene Erdbeeren
- 1 Esslöffel gehackte Walnüsse
- 1 Esslöffel zerbröselter Feta-Käse (optional)
- 1 Esslöffel Balsamico-Essig
- 1 Teelöffel Olivenöl
- Salz und Pfeffer nach Geschmack

Anweisungen:

1. Kombinieren Sie in einer Salatschüssel frische Spinatblätter, geschnittene Erdbeeren, gehackte Walnüsse und zerbröckelten Feta-Käse (falls verwendet).
2. Balsamico-Essig und Olivenöl über den Salat träufeln.
3. Mit Salz und Pfeffer abschmecken.
4. Vorsichtig umrühren, um alle Zutaten gleichmäßig zu bedecken.

5. Sofort servieren und diesen erfrischenden und nährstoffreichen Spinat-Erdbeer-Salat genießen!

Quinoa-Gemüse-Salat

Zutaten:

- 1/2 Tasse gekochte Quinoa, abgekühlt
- 1/4 Tasse gewürfelte Gurke
- 1/4 Tasse gewürfelte Paprika (jede Farbe)
- 1/4 Tasse gewürfelte Kirschtomaten
- 2 Esslöffel gehackte frische Petersilie
- 1 Esslöffel gehackte rote Zwiebel
- 1 Esslöffel Zitronensaft
- 1 Teelöffel Olivenöl
- Salz und Pfeffer nach Geschmack

Anweisungen:

1. In einer Salatschüssel gekochte Quinoa, Gurkenwürfel, Paprikawürfel, Kirschtomatenwürfel, gehackte frische Petersilie und gehackte rote Zwiebeln vermischen.
2. Zitronensaft und Olivenöl über den Salat träufeln.
3. Mit Salz und Pfeffer abschmecken.
4. Vorsichtig umrühren, um alle Zutaten zu vermischen.
5. Sofort servieren oder 30 Minuten im Kühlschrank lagern, damit sich die Aromen vermischen können.
6. Genießen Sie diesen gesunden und proteinreichen Quinoa-Gemüse-Salat als nahrhafte Mahlzeit!

Mediterraner Kichererbsensalat

Zutaten:

- 1/2 Tasse Kichererbsen aus der Dose, abgespült und abgetropft
- 1/4 Tasse gewürfelte Gurke
- 1/4 Tasse gewürfelte Tomate
- 2 Esslöffel gewürfelte rote Zwiebel
- 2 Esslöffel gehackte frische Petersilie
- 1 Esslöffel Zitronensaft
- 1 Esslöffel natives Olivenöl extra
- Salz und Pfeffer nach Geschmack

Anweisungen:

1. Kombinieren Sie in einer Salatschüssel Kichererbsen aus der Dose, gewürfelte Gurken, gewürfelte Tomaten, gewürfelte rote Zwiebeln und gehackte frische Petersilie.

2. Zitronensaft und natives Olivenöl extra über den Salat träufeln.

3. Mit Salz und Pfeffer abschmecken.

4. Vorsichtig umrühren, um alle Zutaten zu vermischen.

5. Sofort servieren oder 30 Minuten im Kühlschrank lagern, damit sich die Aromen vermischen können.

6. Genießen Sie diesen würzigen und proteinreichen mediterranen Kichererbsensalat als nahrhafte Mahlzeit!

Avocado- und schwarzer Bohnensalat

- 1/2 Tasse schwarze Bohnen aus der Dose, abgespült und abgetropft
- 1/2 Avocado, gewürfelt
- 1/4 Tasse gewürfelte rote Paprika
- 2 Esslöffel gewürfelte rote Zwiebel
- 1 Esslöffel gehackter frischer Koriander
- 1 Esslöffel Limettensaft
- 1 Teelöffel Olivenöl
- Salz und Pfeffer nach Geschmack

Anweisungen:

1. Kombinieren Sie in einer Salatschüssel schwarze Bohnen aus der Dose, gewürfelte Avocado, gewürfelte rote Paprika, gewürfelte rote Zwiebeln und gehackten frischen Koriander.
2. Limettensaft und Olivenöl über den Salat träufeln.
3. Mit Salz und Pfeffer abschmecken.
4. Vorsichtig umrühren, um alle Zutaten zu vermischen.
5. Sofort servieren oder 30 Minuten im Kühlschrank lagern, damit sich die Aromen vermischen können.
6. Genießen Sie diesen sättigenden und nährstoffreichen Salat aus Avocado und schwarzen Bohnen als köstliche Mahlzeit!

Rüben-Ziegenkäse-Salat

Zutaten:

- 1 kleine Rote Bete, gekocht und gewürfelt

- 1 Tasse gemischter Salat (wie Spinat, Rucola oder Salat)
- 1 Esslöffel zerbröselter Ziegenkäse
- 1 Esslöffel gehackte Walnüsse
- 1 Esslöffel Balsamico-Essig
- 1 Teelöffel Olivenöl
- Salz und Pfeffer nach Geschmack

Anweisungen:

1. In einer Salatschüssel gewürfelte gekochte Rote Bete und gemischten Salat vermischen.
2. Streuen Sie zerbröselten Ziegenkäse und gehackte Walnüsse über den Salat.
3. Balsamico-Essig und Olivenöl über den Salat träufeln.
4. Mit Salz und Pfeffer abschmecken.
5. Vorsichtig umrühren, um alle Zutaten gleichmäßig zu bedecken.
6. Sofort servieren und diesen lebendigen und aromatischen Rüben-Ziegenkäse-Salat genießen!

Thunfisch- und weißer Bohnensalat

Zutaten:

- 1/2 Tasse weiße Bohnen aus der Dose, abgespült und abgetropft
- 1/2 Tasse Thunfisch aus der Dose, abgetropft
- 1/4 Tasse gewürfelte Gurke
- 1/4 Tasse gewürfelte Tomate
- 2 Esslöffel gewürfelte rote Zwiebel
- 1 Esslöffel gehackte frische Petersilie
- 1 Esslöffel Zitronensaft
- 1 Teelöffel Olivenöl

● Salz und Pfeffer nach Geschmack

Anweisungen:

1. Kombinieren Sie in einer Salatschüssel weiße Bohnen aus der Dose, Thunfisch aus der Dose, gewürfelte Gurken, gewürfelte Tomaten, gewürfelte rote Zwiebeln und gehackte frische Petersilie.

2. Zitronensaft und Olivenöl über den Salat träufeln.

3. Mit Salz und Pfeffer abschmecken.

4. Vorsichtig umrühren, um alle Zutaten zu vermischen.

5. Sofort servieren oder 30 Minuten im Kühlschrank lagern, damit sich die Aromen vermischen können.

6. Genießen Sie diesen proteinreichen und sättigenden Thunfisch- und weißen Bohnensalat als nahrhafte Mahlzeit!

Zuallererst möchte ich Ihnen meinen tiefsten Dank dafür aussprechen, dass Sie sich die Zeit genommen haben, das „CKD Stage 4 Cookbook for Seniors" zu erkunden. Ihr Interesse an diesem Buch bedeutet mir sehr viel und ich fühle mich wirklich geehrt, die Gelegenheit zu haben, diese Ressource mit Ihnen zu teilen.

Als Autor gibt es nichts Wertvolleres, als das Feedback von Lesern wie Ihnen zu hören. Ihre ehrlichen Rezensionen liefern nicht nur unschätzbare Einblicke darüber, wie dieses Buch Ihr Leben beeinflusst hat, sondern helfen auch anderen potenziellen Lesern, fundierte Entscheidungen darüber zu treffen, ob dieses Buch das Richtige für sie ist.

Wenn Sie das „CKD Stage 4 Cookbook for Seniors" für wertvoll halten, würde ich Sie bitten, eine Bewertung auf Amazon abzugeben? Ihre Gedanken und Meinungen sind von großer Bedeutung, und Ihre Rezension könnte einen entscheidenden Unterschied dabei machen, anderen dabei zu helfen, die Vorteile dieses Buches zu entdecken.

Darüber hinaus lade ich Sie ein, mir als Autor auf Amazon zu folgen, um über zukünftige Veröffentlichungen, Sonderaktionen und exklusive Inhalte auf dem Laufenden zu bleiben. Ihre Unterstützung bedeutet mir sehr viel und ich bin bestrebt, weiterhin wertvolle Ressourcen bereitzustellen, um Sie auf Ihrem Weg zu optimaler Gesundheit und Wohlbefinden zu unterstützen.

Nochmals vielen Dank von ganzem Herzen für Ihre Unterstützung und dafür, dass Sie Teil dieser Gemeinschaft sind. Lassen Sie uns gemeinsam weiterhin einander auf unserem Weg zum Wohlbefinden inspirieren und stärken.

Scannen Sie diesen QR-Code mit Ihrer Kamera oder besuchen Sie amazon.com und suchen Sie nach dem Autorennamen „Lori J. Garcia".

21-TAGE-SPEISEPLAN

Tag 1:

Frühstück: Rührei mit Spinat und Vollkorntoast

Zutaten:

- 1 Ei
- 1/4 Tasse gehackter Spinat
- 1 Teelöffel Olivenöl
- Salz und Pfeffer nach Geschmack
- 1 Scheibe Vollkornbrot

Anweisungen:

1. Olivenöl in einer beschichteten Pfanne bei mittlerer Hitze erhitzen.
2. In einer Schüssel das Ei mit gehacktem Spinat, Salz und Pfeffer verquirlen.
3. Gießen Sie die Eiermischung in die Pfanne und kochen Sie sie unter gelegentlichem Rühren, bis sie verrührt und vollständig gegart ist.
4. Toasten Sie die Scheibe Vollkornbrot.
5. Servieren Sie das Rührei mit Spinat zum Vollkorn-Toast.

Mittagessen: Quinoa-Salat mit Gurke und Tomate

Zutaten:

- 1/2 Tasse gekochte Quinoa, abgekühlt
- 1/4 Tasse gewürfelte Gurke
- 1/4 Tasse gewürfelte Tomate
- 1 Esslöffel gehackte frische Petersilie

- 1 Esslöffel Zitronensaft
- 1 Teelöffel Olivenöl
- Salz und Pfeffer nach Geschmack

Anweisungen:

1. In einer Schüssel gekochtes Quinoa, gewürfelte Gurke, gewürfelte Tomate und gehackte frische Petersilie vermischen.
2. Zitronensaft und Olivenöl über den Salat träufeln.
3. Mit Salz und Pfeffer abschmecken.
4. Vorsichtig umrühren, um alle Zutaten zu vermischen.
5. Gekühlt oder bei Zimmertemperatur servieren.

Abendessen: Gebackene Hähnchenbrust mit geröstetem Gemüse

Zutaten:

- 4 Unzen Hähnchenbrust
- 1/2 Esslöffel Olivenöl
- 1/2 Teelöffel getrocknete Kräuter (wie Thymian, Rosmarin oder Oregano)
- Salz und Pfeffer nach Geschmack
- 1 Tasse gemischtes Gemüse (wie Karotten, Paprika und Zucchini), gehackt

Anweisungen:

1. Heizen Sie den Ofen auf 400 °F (200 °C) vor.
2. Reiben Sie die Hähnchenbrust mit Olivenöl, getrockneten Kräutern, Salz und Pfeffer ein.
3. Legen Sie die Hähnchenbrust auf ein mit Backpapier ausgelegtes Backblech.
4. Das gehackte gemischte Gemüse rund um die Hähnchenbrust anrichten.

5. Im vorgeheizten Ofen 20–25 Minuten backen oder bis das Hähnchen gar und das Gemüse zart ist.

6. Die gebackene Hähnchenbrust mit geröstetem Gemüse servieren.

Tag 2:

Frühstück: Haferflocken mit Banane und Mandeln

Zutaten:

- 1/4 Tasse altmodische Haferflocken
- 1/2 Tasse Wasser oder ungesüßte Mandelmilch
- 1/2 reife Banane, zerdrückt
- 1 Esslöffel gehackte Mandeln

Anweisungen:

1. In einem Topf Wasser oder ungesüßte Mandelmilch zum Kochen bringen.

2. Fügen Sie Haferflocken hinzu und reduzieren Sie die Hitze auf einen niedrigen Wert.

3. Unter gelegentlichem Rühren 5–7 Minuten kochen lassen oder bis die Haferflocken weich sind und die Mischung eindickt.

4. Vom Herd nehmen und zerdrückte Banane unterrühren.

5. Haferflocken in eine Schüssel geben und gehackte Mandeln darüber streuen.

6. Warm servieren.

Mittagessen: Thunfischsalat-Salat-Wraps

Zutaten:

- 1/2 Tasse Thunfisch aus der Dose, abgetropft
- 1 Esslöffel Mayonnaise (oder griechischer Joghurt für eine leichtere Variante)

- 1 Esslöffel gewürfelter Sellerie
- 1 Esslöffel gewürfelte rote Zwiebel
- 1 Teelöffel Zitronensaft
- Salz und Pfeffer nach Geschmack
- 2 große Salatblätter

Anweisungen:

1. In einer Schüssel Thunfischkonserven, Mayonnaise (oder griechischen Joghurt), gewürfelten Sellerie, gewürfelte rote Zwiebeln, Zitronensaft, Salz und Pfeffer vermischen.

2. Mischen, bis alles gut vermischt ist.

3. Den Thunfischsalat auf die Salatblätter geben.

4. Die Salatblätter um den Thunfischsalat wickeln.

5. Als Salat-Wraps servieren.

Abendessen: Gegrillter Lachs mit Zitrone und Kräutern, gedünsteter Spargel und Quinoa

Zutaten:

- 4 Unzen Lachsfilet
- 1/2 Esslöffel Olivenöl
- 1/2 Esslöffel Zitronensaft
- 1/2 Teelöffel getrocknete Kräuter (z. B. Dill oder Petersilie)
- Salz und Pfeffer nach Geschmack
- 1/2 Tasse gekochte Quinoa
- 1/2 Bund Spargel, geputzt

1. Heizen Sie den Grill oder die Grillpfanne bei mittlerer bis hoher Hitze vor.

2. In einer kleinen Schüssel Olivenöl, Zitronensaft, getrocknete Kräuter, Salz und Pfeffer vermischen.

3. Das Lachsfilet mit der Olivenölmischung bestreichen.

4. Den Lachs auf jeder Seite 4–5 Minuten grillen, bis er gar und flockig ist.

5. Während der Lachs kocht, den Spargel dämpfen, bis er weich ist.

6. Servieren Sie den gegrillten Lachs mit gedünstetem Spargel und gekochtem Quinoa.

Tag 3:

Frühstück: Griechisches Joghurtparfait mit Beeren und Mandeln

Zutaten:

- 1/2 Tasse griechischer Naturjoghurt
- Eine Handvoll gemischte Beeren (z. B. Erdbeeren, Blaubeeren und Himbeeren)
- 1 Esslöffel gehackte Mandeln

Anweisungen:

1. In ein Glas oder eine Schüssel griechischen Joghurt, gemischte Beeren und gehackte Mandeln schichten.

2. Wiederholen Sie die Schichten, bis alle Zutaten verbraucht sind.

3. Gekühlt als köstliches und nahrhaftes Parfait servieren.

Mittagessen: Truthahn-Avocado-Wrap mit Gemüsesticks

Zutaten:

- 1 Vollkorn-Tortilla oder Wrap

- 2 Unzen geschnittene Putenbrust
- 1/4 Avocado, in Scheiben geschnitten
- Eine Handvoll gemischter Salat
- 1 Esslöffel Hummus
- 1/4 Tasse geschnittene Gurken- und Karottenstifte

Anweisungen:

1. Legen Sie die Vollkorn-Tortilla oder wickeln Sie sie flach auf eine saubere Oberfläche.
2. Hummus gleichmäßig auf der Tortilla oder dem Wrap verteilen.
3. In Scheiben geschnittene Putenbrust, Avocadoscheiben und gemischten Salat darauf schichten.
4. Die Tortilla aufrollen oder fest einwickeln.
5. Mit Gurkenscheiben und Karottenstiften als Beilage servieren.

Abendessen: Gemüsepfanne mit Tofu und braunem Reis

Zutaten:

- 1/2 Tasse fester Tofu, gewürfelt
- 1 Esslöffel natriumarme Sojasauce
- 1/2 Esslöffel Sesamöl
- 1/2 Tasse gemischtes Gemüse (wie Paprika, Brokkoli und Zuckererbsen)
- 1/4 Tasse geschnittene Pilze
- 1/4 Tasse gewürfelte Zwiebel
- 1 Knoblauchzehe, gehackt
- 1/2 Tasse gekochter brauner Reis

1. In einer Schüssel gewürfelten Tofu mit natriumarmer Sojasauce und Sesamöl vermischen.

2. Eine beschichtete Pfanne bei mittlerer Hitze erhitzen.

3. Tofu in die Pfanne geben und von allen Seiten goldbraun braten. Aus der Pfanne nehmen und beiseite stellen.

4. In derselben Pfanne gemischtes Gemüse, Pilze, Zwiebeln und gehackten Knoblauch hinzufügen.

5. Unter Rühren anbraten, bis das Gemüse zart-knusprig ist.

6. Gekochten braunen Reis und gekochten Tofu in die Pfanne geben. Umrühren und erhitzen.

7. Heiß servieren als aromatische und sättigende Gemüsepfanne mit Tofu und braunem Reis.

Tag 4:

Frühstück: Chia-Samen-Pudding mit Mango und Kokosnuss

Zutaten:

- 2 Esslöffel Chiasamen
- 1/2 Tasse ungesüßte Kokosmilch
- 1/4 Teelöffel Vanilleextrakt
- 1 Teelöffel Honig oder Ahornsirup (optional)
- 1/4 Tasse gewürfelte Mango
- 1 Esslöffel Kokosraspeln (ungesüßt)

Anweisungen:

1. Mischen Sie in einer Schüssel oder einem Glas Chiasamen, Kokosmilch, Vanilleextrakt und gegebenenfalls Honig oder Ahornsirup.

2. Zum Kombinieren gut umrühren.

3. Abdecken und mindestens 2 Stunden oder über Nacht im Kühlschrank lagern, damit die Chiasamen die Flüssigkeit aufnehmen und eindicken können.

4. Sobald der Chia-Pudding fest ist, mit Mangowürfeln und Kokosraspeln belegen.

5. Gekühlt als erfrischender und nahrhafter Chiasamen-Pudding mit Mango und Kokosnuss servieren.

Mittagessen: Linsensuppe mit Vollkorncrackern

Zutaten:

- 1/2 Tasse gekochte Linsen
- 1 Tasse natriumarme Gemüsebrühe
- 1/4 Tasse gewürfelte Karotten
- 1/4 Tasse gewürfelter Sellerie
- 1/4 Tasse gewürfelte Zwiebel
- 1 Knoblauchzehe, gehackt
- 1/2 Teelöffel getrockneter Thymian
- Salz und Pfeffer nach Geschmack
- Vollkorncracker zum Servieren

Anweisungen:

1. In einem Topf gekochte Linsen, Gemüsebrühe, gewürfelte Karotten, gewürfelten Sellerie, gewürfelte Zwiebeln, gehackten Knoblauch, getrockneten Thymian, Salz und Pfeffer vermischen.

2. Bei mittlerer bis hoher Hitze zum Kochen bringen.

3. Reduzieren Sie die Hitze auf eine niedrige Stufe und lassen Sie es 20–25 Minuten köcheln, bis das Gemüse zart ist und sich die Aromen gut vermischt haben.

4. Heiß mit Vollkorncrackern als Beilage servieren.

Abendessen: Gegrillte Garnelenspieße mit Quinoa-Salat

Zutaten:

- 4 Unzen Garnelen, geschält und entdarmt
- 1/2 Esslöffel Olivenöl
- 1/2 Esslöffel Zitronensaft
- 1/2 Teelöffel getrockneter Oregano
- Salz und Pfeffer nach Geschmack
- 1/2 Tasse gekochte Quinoa
- 1/4 Tasse gewürfelte Gurke
- 1/4 Tasse gewürfelte Tomate
- 2 Esslöffel gehackte frische Petersilie
- 1 Esslöffel Zitronensaft
- 1 Teelöffel Olivenöl
- Salz und Pfeffer nach Geschmack

Anweisungen:

1. Heizen Sie den Grill oder die Grillpfanne bei mittlerer bis hoher Hitze vor.

2. In einer Schüssel Garnelen mit Olivenöl, Zitronensaft, getrocknetem Oregano, Salz und Pfeffer vermischen.

3. Garnelen auf Spieße stecken.

4. Grillen Sie die Garnelenspieße auf jeder Seite 2–3 Minuten lang oder bis die Garnelen gar und undurchsichtig sind.

5. In einer separaten Schüssel gekochtes Quinoa, gewürfelte Gurke, gewürfelte Tomate, gehackte frische Petersilie, Zitronensaft, Olivenöl, Salz und Pfeffer vermischen.

6. Gegrillte Garnelenspieße mit Quinoa-Salat servieren.

Tag 5

Frühstück: Beeren-Protein-Smoothie

Zutaten:

- 1/2 Tasse gemischte Beeren (wie Erdbeeren, Blaubeeren und Himbeeren)
- 1/2 Tasse griechischer Naturjoghurt
- 1/2 Tasse ungesüßte Mandelmilch
- 1 Esslöffel Honig oder Ahornsirup (optional)
- 1 Messlöffel Proteinpulver (optional)
- Eiswürfel (optional)

Anweisungen:

1. Mischen Sie in einem Mixer gemischte Beeren, griechischen Joghurt, ungesüßte Mandelmilch, Honig oder Ahornsirup (falls verwendet) und Proteinpulver (falls verwendet).

2. Alles glatt rühren.

3. Falls gewünscht, Eiswürfel hinzufügen und erneut mixen, bis alles gut vermischt ist.

4. Sofort servieren.

Mittagessen: Spinatsalat mit gegrilltem Hähnchen

Zutaten:

- 2 Tassen frische Spinatblätter
- 4 Unzen gegrillte Hähnchenbrust, in Scheiben geschnitten
- 1/4 Tasse geschnittene Erdbeeren
- 1/4 Tasse gehobelte Mandeln
- 1 Esslöffel Balsamico-Essig
- 1 Teelöffel Olivenöl
- Salz und Pfeffer nach Geschmack

Anweisungen:

1. Kombinieren Sie in einer großen Schüssel frische Spinatblätter, geschnittene gegrillte Hähnchenbrust, geschnittene Erdbeeren und geschnittene Mandeln.
2. Balsamico-Essig und Olivenöl über den Salat träufeln.
3. Mit Salz und Pfeffer abschmecken.
4. Vorsichtig umrühren, um alle Zutaten gleichmäßig zu bedecken.
5. Sofort servieren.

Abendessen: Gebackener Tilapia mit Zitrone und Kräutern

Zutaten:

- 4 Unzen Tilapiafilet
- 1/2 Esslöffel Olivenöl
- 1/2 Esslöffel Zitronensaft
- 1/2 Teelöffel getrocknete Kräuter (z. B. Thymian oder Petersilie)
- Salz und Pfeffer nach Geschmack

Anweisungen:

1. Heizen Sie den Ofen auf 375 °F (190 °C) vor.

2. Legen Sie das Tilapiafilet auf ein mit Backpapier ausgelegtes Backblech.

3. Olivenöl und Zitronensaft über den Tilapia träufeln.

4. Streuen Sie getrocknete Kräuter, Salz und Pfeffer gleichmäßig über den Tilapia.

5. 12–15 Minuten backen, oder bis der Tilapia gar ist und sich mit einer Gabel leicht zerbröseln lässt.

6. Heiß servieren.

Tag 6:

Frühstück: Chia-Samen-Pudding

Zutaten:

- 2 Esslöffel Chiasamen
- 1/2 Tasse ungesüßte Mandelmilch
- 1/2 Teelöffel Vanilleextrakt
- 1/2 Esslöffel Honig oder Ahornsirup (optional)
- Frisches Obst zum Garnieren (zum Beispiel geschnittene Erdbeeren oder Blaubeeren)
- Gehackte Nüsse zum Garnieren (z. B. Mandeln oder Walnüsse)

Anweisungen:

1. In einer Schüssel oder einem Glas Chiasamen, ungesüßte Mandelmilch, Vanilleextrakt und Honig oder Ahornsirup (falls verwendet) vermischen.

2. Zum Kombinieren gut umrühren.

3. Abdecken und mindestens 2 Stunden oder über Nacht im Kühlschrank lagern, bis die Mischung eindickt und die Chiasamen die Flüssigkeit aufgesogen haben.

4. Vor dem Servieren mit frischem Obst und gehackten Nüssen belegen.

5. Gekühlt servieren.

Mittagessen: Truthahn-Avocado-Wrap

Zutaten:

- 2 Unzen geschnittene Putenbrust
- 1/4 Avocado, in Scheiben geschnitten
- 1 Vollkorn-Tortilla
- 1 Esslöffel Hummus
- Eine Handvoll Spinatblätter

Anweisungen:

1. Hummus gleichmäßig auf der Vollkorn-Tortilla verteilen.
2. Putenbrustscheiben, Avocadoscheiben und Spinatblätter auf die Tortilla legen.
3. Die Tortilla fest aufrollen.
4. Den Wrap halbieren und servieren.

Abendessen: Gemüsepfanne mit Tofu

Zutaten:

- 4 Unzen fester Tofu, abgetropft und gewürfelt
- 1/2 Tasse gemischtes Gemüse (wie Paprika, Brokkoli und Zuckererbsen)
- 1 Esslöffel natriumarme Sojasauce
- 1 Teelöffel Olivenöl
- 1/2 Teelöffel gehackter Knoblauch

- 1/2 Teelöffel gehackter Ingwer
- Gekochter brauner Reis (optional)

Anweisungen:

1. Olivenöl in einer Pfanne oder einem Wok bei mittlerer bis hoher Hitze erhitzen.

2. Gehackten Knoblauch und gehackten Ingwer hinzufügen und 1 Minute anbraten.

3. Gewürfelten Tofu hinzufügen und kochen, bis er leicht gebräunt ist.

4. Das gemischte Gemüse hinzufügen und kochen, bis es zart-knusprig ist.

5. Natriumarme Sojasauce einrühren und weitere 1–2 Minuten kochen lassen.

6. Auf Wunsch heiß über gekochtem braunem Reis servieren.

Tag 7:

Frühstück: Blaubeer-Haferflocken

Zutaten:

- 1/4 Tasse altmodische Haferflocken
- 1/2 Tasse Wasser oder ungesüßte Mandelmilch
- 1/4 Tasse frische Blaubeeren
- 1 Esslöffel gehackte Mandeln
- 1 Teelöffel Honig oder Ahornsirup (optional)

Anweisungen:

1. In einem Topf Wasser oder ungesüßte Mandelmilch zum Kochen bringen.

2. Fügen Sie Haferflocken hinzu und reduzieren Sie die Hitze auf einen niedrigen Wert.

3. Unter gelegentlichem Rühren 5–7 Minuten kochen lassen oder bis die Haferflocken weich sind und die Mischung eindickt.

4. Vom Herd nehmen und frische Blaubeeren unterrühren.

5. Haferflocken in eine Schüssel geben und gehackte Mandeln darüber streuen.

6. Nach Belieben mit Honig oder Ahornsirup beträufeln.

7. Warm servieren.

Mittagessen: Caprese-Salat

Zutaten:

- 1 mittelgroße Tomate, in Scheiben geschnitten
- 2 Unzen frischer Mozzarella-Käse, in Scheiben geschnitten
- Frische Basilikumblätter
- 1 Esslöffel Balsamico-Glasur
- 1 Teelöffel Olivenöl
- Salz und Pfeffer nach Geschmack

Anweisungen:

1. Tomatenscheiben und frische Mozzarellascheiben auf einem Teller anrichten.

2. Mit frischen Basilikumblättern belegen.

3. Balsamico-Glasur und Olivenöl über den Salat träufeln.

4. Mit Salz und Pfeffer abschmecken.

5. Sofort servieren.

Abendessen: Gebackener Auberginen-Parmesan

Zutaten:

- 1 kleine Aubergine, in Scheiben geschnitten
- 1/4 Tasse Vollkorn-Semmelbrösel
- 1/4 Tasse geriebener Parmesankäse

- 1 Ei, geschlagen
- 1 Tasse Marinara-Sauce (achten Sie auf natriumarme Optionen)
- 1/2 Tasse geriebener Mozzarella-Käse
- Frische Basilikumblätter zum Garnieren

Anweisungen:

1. Heizen Sie den Ofen auf 400 °F (200 °C) vor.

2. In einer flachen Schüssel Vollkorn-Semmelbrösel und geriebenen Parmesankäse vermischen.

3. Auberginenscheiben in geschlagenes Ei tauchen und mit der Semmelbröselmischung bestreichen.

4. Die bestrichenen Auberginenscheiben auf ein mit Backpapier ausgelegtes Backblech legen.

5. Im vorgeheizten Ofen 15–20 Minuten backen oder bis die Auberginen zart und goldbraun sind.

6. Aus dem Ofen nehmen und jede Auberginenscheibe mit Marinara-Sauce und geriebenem Mozzarella-Käse belegen.

7. Zurück in den Ofen und weitere 5–10 Minuten backen, oder bis der Käse geschmolzen ist und Blasen bildet.

8. Vor dem Servieren mit frischen Basilikumblättern garnieren.

Tag 8:

Frühstück: Joghurt-Beeren-Bowl

Zutaten:

- 1/2 Tasse griechischer Naturjoghurt
- 1/4 Tasse gemischte Beeren (wie Erdbeeren, Blaubeeren und Himbeeren)

- 1 Esslöffel gehackte Nüsse (z. B. Mandeln oder Walnüsse)
- 1 Teelöffel Honig oder Ahornsirup (optional)

Anweisungen:

1. In einer Schüssel griechischen Naturjoghurt und gemischte Beeren schichten.
2. Gehackte Nüsse darüber streuen.
3. Nach Belieben mit Honig oder Ahornsirup beträufeln.
4. Gekühlt servieren.

Mittagessen: Kichererbsensalat-Wrap

Zutaten:

- 1/2 Tasse Kichererbsen aus der Dose, abgespült und abgetropft
- 1 Esslöffel gewürfelte rote Zwiebel
- 1 Esslöffel gewürfelte Gurke
- 1 Esslöffel gewürfelte Paprika
- 1 Esslöffel gehackte frische Petersilie
- 1 Esslöffel Zitronensaft
- 1 Teelöffel Olivenöl
- Salz und Pfeffer nach Geschmack
- 1 Vollkorn-Tortilla

Anweisungen:

1. In einer Schüssel Kichererbsen, gewürfelte rote Zwiebeln, gewürfelte Gurken, gewürfelte Paprika, gehackte frische Petersilie, Zitronensaft, Olivenöl, Salz und Pfeffer vermischen.
2. Mischen, bis alles gut vermischt ist.

3. Die Vollkorn-Tortilla leicht erwärmen.

4. Den Kichererbsensalat auf die Tortilla geben.

5. Die Tortilla fest aufrollen.

6. Den Wrap halbieren und servieren.

Abendessen: Gegrillte Garnelen mit Zitronenkräutern und Quinoa-Pilaw

Zutaten:

- 4 Unzen Garnelen, geschält und entdarmt
- 1/2 Esslöffel Olivenöl
- 1/2 Esslöffel Zitronensaft
- 1/2 Teelöffel getrocknete Kräuter (z. B. Basilikum oder Thymian)
- Salz und Pfeffer nach Geschmack
- 1/2 Tasse gekochte Quinoa
- 1/4 Tasse gewürfelte Paprika
- 1/4 Tasse gewürfelte Zucchini
- 1/4 Tasse gewürfelte Tomaten
- 1 Esslöffel gehackte frische Petersilie

Anweisungen:

1. In einer Schüssel Garnelen, Olivenöl, Zitronensaft, getrocknete Kräuter, Salz und Pfeffer vermischen.

2. Rühren, bis die Garnelen gleichmäßig bedeckt sind.

3. Heizen Sie den Grill oder die Grillpfanne bei mittlerer bis hoher Hitze vor.

4. Garnelen auf Spieße stecken und 2-3 Minuten pro Seite grillen, oder bis sie durchgegart und undurchsichtig sind.

5. In einer separaten Pfanne Olivenöl bei mittlerer Hitze erhitzen.

6. Gewürfelte Paprika, gewürfelte Zucchini und gewürfelte Tomaten in die Pfanne geben.

7. Kochen, bis das Gemüse weich ist.

8. Gekochte Quinoa und gehackte frische Petersilie unterrühren.

9. Gegrillte Garnelen mit Quinoa-Pilaw servieren.

Tag 9:

Frühstück: Spinat-Feta-Omelett

Zutaten:

- 2 Eier
- 1/4 Tasse gehackter Spinat
- 1 Esslöffel zerbröckelter Feta-Käse
- 1 Teelöffel Olivenöl
- Salz und Pfeffer nach Geschmack

Anweisungen:

1. In einer Schüssel Eier, gehackten Spinat, zerbröckelten Feta-Käse, Salz und Pfeffer verquirlen.

2. Olivenöl in einer beschichteten Pfanne bei mittlerer Hitze erhitzen.

3. Gießen Sie die Eiermischung in die Pfanne.

4. 2-3 Minuten kochen, bis der Boden fest ist.

5. Drehen Sie das Omelett um und kochen Sie es weitere 2–3 Minuten, bis es vollständig gegart ist.

6. Heiß servieren.

Mittagessen: Truthahn- und Gemüsesuppe

Zutaten:

- 2 Tassen natriumarme Hühnerbrühe
- 2 Unzen gekochte Putenbrust, zerkleinert
- 1/2 Tasse gemischtes Gemüse (wie Karotten, Sellerie und grüne Bohnen), gewürfelt
- 1/4 Tasse gekochter Quinoa oder brauner Reis
- 1/2 Teelöffel getrockneter Thymian
- Salz und Pfeffer nach Geschmack
- Frische Petersilie zum Garnieren (optional)

Anweisungen:

1. In einem Topf die Hühnerbrühe bei mittlerer Hitze zum Kochen bringen.
2. Fügen Sie zerkleinerte Putenbrust, gemischtes Gemüse, gekochten Quinoa oder braunen Reis, getrockneten Thymian, Salz und Pfeffer hinzu.
3. 10–15 Minuten köcheln lassen, bis das Gemüse weich ist.
4. Abschmecken und bei Bedarf nachwürzen.
5. Vor dem Servieren mit frischer Petersilie garnieren.

Abendessen: Gebackener Lachs mit Dillsauce

Zutaten:

- 4 Unzen Lachsfilet
- 1/2 Esslöffel Olivenöl
- 1/2 Esslöffel Zitronensaft
- 1/2 Teelöffel getrockneter Dill
- Salz und Pfeffer nach Geschmack

- 2 Esslöffel griechischer Joghurt
- 1 Teelöffel Zitronensaft
- 1/2 Teelöffel getrockneter Dill
- Salz und Pfeffer nach Geschmack

Anweisungen:

1. Heizen Sie den Ofen auf 375 °F (190 °C) vor.

2. Das Lachsfilet auf ein mit Backpapier ausgelegtes Backblech legen.

3. Olivenöl und Zitronensaft über den Lachs träufeln.

4. Getrockneten Dill, Salz und Pfeffer gleichmäßig über den Lachs streuen.

5. 12–15 Minuten backen oder bis der Lachs gar ist und sich mit einer Gabel leicht zerteilen lässt.

6. Während der Lachs backt, bereiten Sie die Dillsauce zu, indem Sie griechischen Joghurt, Zitronensaft, getrockneten Dill, Salz und Pfeffer in einer kleinen Schüssel vermischen.

7. Den gebackenen Lachs mit Dillsauce als Beilage servieren.

Tag 10:

Frühstück: Beeren-Smoothie-Bowl

Zutaten:

- 1/2 Tasse gemischte Beeren (wie Erdbeeren, Blaubeeren und Himbeeren)
- 1/2 Banane, in Scheiben geschnitten
- 1/2 Tasse ungesüßte Mandelmilch
- 1 Esslöffel Chiasamen

- 1 Esslöffel Mandelbutter
- Belag: gehobelte Mandeln, Kokosraspeln, frische Beeren

1. Mischen Sie in einem Mixer gemischte Beeren, Bananenscheiben, ungesüßte Mandelmilch, Chiasamen und Mandelbutter.
2. Mixen, bis eine glatte und cremige Masse entsteht.
3. Den Smoothie in eine Schüssel geben.
4. Mit gehobelten Mandeln, Kokosraspeln und frischen Beeren belegen.
5. Sofort servieren.

Mittagessen: Griechischer Salat mit gegrilltem Hähnchen

Zutaten:

- 2 Tassen gemischter Salat
- 4 Unzen gegrillte Hähnchenbrust, in Scheiben geschnitten
- 1/4 Tasse Kirschtomaten, halbiert
- 1/4 Tasse geschnittene Gurke
- 1/4 Tasse geschnittene rote Zwiebel
- 2 Esslöffel zerbröckelter Feta-Käse
- Kalamata-Oliven (optional)
- Griechisches Vinaigrette-Dressing

Anweisungen:

1. In einer großen Schüssel gemischten Salat, gegrillte Hähnchenbrustscheiben, Kirschtomaten, Gurkenscheiben, rote Zwiebelscheiben, zerbröckelten Feta-Käse und Kalamata-Oliven (falls verwendet) vermischen.

2. Griechisches Vinaigrette-Dressing über den Salat träufeln.

3. Vorsichtig umrühren, um alle Zutaten gleichmäßig zu bedecken.

4. Sofort servieren.

Abendessen: Gebratener Gemüsereis

Zutaten:

- 1/2 Tasse gekochter brauner Reis
- 1/2 Tasse gemischtes Gemüse (wie Karotten, Erbsen und Paprika), gewürfelt
- 1/4 Tasse gewürfelter Tofu oder gekochte Garnelen (optional)
- 1 Esslöffel natriumarme Sojasauce
- 1 Teelöffel Sesamöl
- 1/2 Teelöffel gehackter Knoblauch
- 1/2 Teelöffel gehackter Ingwer
- Frühlingszwiebeln zum Garnieren (optional)

Anweisungen:

1. Sesamöl in einer Pfanne oder einem Wok bei mittlerer bis hoher Hitze erhitzen.

2. Gehackten Knoblauch und gehackten Ingwer hinzufügen und 1 Minute anbraten.

3. Mischgemüse und gewürfelten Tofu oder gekochte Garnelen (falls verwendet) hinzufügen und kochen, bis das Gemüse zart ist.

4. Gekochten braunen Reis in die Pfanne geben und gut umrühren.

5. Die Reismischung mit natriumarmer Sojasauce übergießen und weitere 2–3 Minuten unter Rühren braten.

6. Abschmecken und bei Bedarf nachwürzen.

7. Vor dem Servieren mit Frühlingszwiebeln garnieren.

Tag 11:

Frühstück: Joghurt und Müsliparfait

Zutaten:

- 1/2 Tasse griechischer Naturjoghurt
- 1/4 Tasse Müsli (achten Sie auf natriumarme Optionen)
- 1/4 Tasse gemischte Beeren (wie Erdbeeren, Blaubeeren und Himbeeren)
- 1 Teelöffel Honig oder Ahornsirup (optional)

Anweisungen:

1. In ein Glas oder eine Schüssel griechischen Naturjoghurt, Müsli und gemischte Beeren schichten.
2. Nach Belieben mit Honig oder Ahornsirup beträufeln.
3. Gekühlt servieren.

Mittagessen: Truthahn-Avocado-Salat

Zutaten:

- 2 Unzen geschnittene Putenbrust
- 1/4 Avocado, in Scheiben geschnitten
- 1 Tasse gemischter Salat
- 1/4 Tasse Kirschtomaten, halbiert
- 1 Esslöffel Balsamico-Vinaigrette-Dressing (achten Sie auf natriumarme Optionen)
- Salz und Pfeffer nach Geschmack

Anweisungen:

1. Kombinieren Sie in einer großen Schüssel geschnittene Putenbrust, geschnittene Avocado, gemischten Salat und Kirschtomaten.

2. Das Balsamico-Vinaigrette-Dressing über den Salat träufeln.

3. Mit Salz und Pfeffer abschmecken.

4. Vorsichtig umrühren, um alle Zutaten gleichmäßig zu bedecken.

5. Sofort servieren.

Abendessen: Gebackene Hähnchenkeulen mit geröstetem Gemüse

Zutaten:

- 2 Hähnchenkeulen
- 1/2 Esslöffel Olivenöl
- 1/2 Teelöffel Knoblauchpulver
- 1/2 Teelöffel Paprika
- 1/2 Teelöffel getrockneter Thymian
- Salz und Pfeffer nach Geschmack
- Verschiedene Gemüsesorten (z. B. Karotten, Kartoffeln und Brokkoli), in Stücke geschnitten

Anweisungen:

1. Heizen Sie den Ofen auf 400 °F (200 °C) vor.

2. In einer Schüssel Olivenöl, Knoblauchpulver, Paprika, getrockneten Thymian, Salz und Pfeffer vermischen.

3. Reiben Sie die Mischung über die Hähnchenkeulen.

4. Legen Sie die Hähnchenkeulen auf ein mit Backpapier ausgelegtes Backblech.

5. Ordnen Sie das verschiedene Gemüse rund um die Hähnchenkeulen an.

6. 25–30 Minuten backen, oder bis das Hähnchen gar und das Gemüse zart ist.

7. Heiß servieren.

Tag 12:

Frühstück: Bananen-Mandel-Butter-Toast

Zutaten:

- 1 Scheibe Vollkornbrot, geröstet
- 1 Esslöffel Mandelbutter
- 1/2 Banane, in Scheiben geschnitten
- 1 Teelöffel Chiasamen (optional)
- Ein Schuss Honig oder Ahornsirup (optional)

Anweisungen:

1. Mandelbutter gleichmäßig auf dem gerösteten Vollkornbrot verteilen.
2. Die Bananenscheiben auf der Mandelbutter anrichten.
3. Bei Verwendung Chiasamen darüber streuen.
4. Nach Belieben mit Honig oder Ahornsirup beträufeln.
5. Sofort servieren.

Mittagessen: Thunfischsalat-Salat-Wraps

Zutaten:

- 1/2 Tasse Thunfisch aus der Dose, abgetropft
- 1 Esslöffel griechischer Joghurt
- 1 Esslöffel gewürfelter Sellerie
- 1 Esslöffel gewürfelte rote Zwiebel
- 1 Teelöffel Zitronensaft
- Salz und Pfeffer nach Geschmack
- Salatblätter

1. In einer Schüssel Thunfischkonserven, griechischen Joghurt, gewürfelten Sellerie, gewürfelte rote Zwiebeln, Zitronensaft, Salz und Pfeffer vermischen.

2. Mischen, bis alles gut vermischt ist.

3. Den Thunfischsalat auf die Salatblätter geben.

4. Die Salatblätter um den Thunfischsalat wickeln.

5. Sofort servieren.

Abendessen: Gemüse-Linsen-Curry

Zutaten:

- 1/2 Tasse gekochte Linsen
- 1/2 Tasse gemischtes Gemüse (wie Paprika, Karotten und Erbsen)
- 1/2 Tasse gewürfelte Tomaten
- 1/4 Tasse Kokosmilch (achten Sie auf fettarme Optionen)
- 1/2 Esslöffel Currypulver
- 1/2 Teelöffel gehackter Knoblauch
- 1/2 Teelöffel gehackter Ingwer
- 1/2 Teelöffel Olivenöl
- Salz und Pfeffer nach Geschmack
- Frischer Koriander zum Garnieren (optional)

Anweisungen:

1. Olivenöl in einer Pfanne bei mittlerer Hitze erhitzen.

2. Gehackten Knoblauch und gehackten Ingwer hinzufügen und 1 Minute anbraten.

3. Mischgemüse hinzufügen und kochen, bis es weich ist.

4. Gewürfelte Tomaten, gekochte Linsen, Kokosmilch, Currypulver, Salz und Pfeffer unterrühren.

5. Unter gelegentlichem Rühren 5–7 Minuten köcheln lassen, bis alles erhitzt ist und sich die Aromen vereinen.

6. Abschmecken und bei Bedarf nachwürzen.

7. Vor dem Servieren mit frischem Koriander garnieren.

Tag 13:

Frühstück: Gemüse-Käse-Omelett

Zutaten:

- 2 Eier
- 1/4 Tasse gewürfelte Paprika
- 1/4 Tasse gewürfelte Tomaten
- 2 Esslöffel geriebener fettarmer Käse
- 1 Teelöffel Olivenöl
- Salz und Pfeffer nach Geschmack

Anweisungen:

1. In einer Schüssel Eier, gewürfelte Paprika, gewürfelte Tomaten, geriebenen fettarmen Käse, Salz und Pfeffer verquirlen.

2. Olivenöl in einer beschichteten Pfanne bei mittlerer Hitze erhitzen.

3. Gießen Sie die Eiermischung in die Pfanne.

4. 2-3 Minuten kochen, bis der Boden fest ist.

5. Drehen Sie das Omelett um und kochen Sie es weitere 2–3 Minuten, bis es vollständig gegart ist.

6. Heiß servieren.

Mittagessen: Linsen- und Gemüsesuppe

Zutaten:

- 2 Tassen natriumarme Gemüsebrühe
- 1/2 Tasse gekochte Linsen
- 1/2 Tasse gemischtes Gemüse (wie Karotten, Sellerie und Spinat), gewürfelt
- 1/2 Teelöffel getrockneter Thymian
- Salz und Pfeffer nach Geschmack
- Frische Petersilie zum Garnieren (optional)

Anweisungen:

1. In einem Topf die Gemüsebrühe bei mittlerer Hitze zum Kochen bringen.
2. Gekochte Linsen, gemischtes Gemüse, getrockneten Thymian, Salz und Pfeffer hinzufügen.
3. 10–15 Minuten köcheln lassen, bis das Gemüse weich ist.
4. Abschmecken und bei Bedarf nachwürzen.
5. Vor dem Servieren mit frischer Petersilie garnieren.

Abendessen: Gebackener Kabeljau mit Zitrone und Kräutern

Zutaten:

- 4 Unzen Kabeljaufilet
- 1/2 Esslöffel Olivenöl
- 1/2 Esslöffel Zitronensaft
- 1/2 Teelöffel getrocknete Kräuter (z. B. Thymian oder Petersilie)
- Salz und Pfeffer nach Geschmack

1. Heizen Sie den Ofen auf 375 °F (190 °C) vor.

2. Das Kabeljaufilet auf ein mit Backpapier ausgelegtes Backblech legen.

3. Olivenöl und Zitronensaft über den Kabeljau träufeln.

4. Streuen Sie getrocknete Kräuter, Salz und Pfeffer gleichmäßig über den Kabeljau.

5. 12–15 Minuten backen, oder bis der Kabeljau gar ist und sich mit einer Gabel leicht zerbröseln lässt.

6. Heiß servieren.

Tag 14:

Frühstück: Griechische Joghurtpfannkuchen

Zutaten:

- 1/2 Tasse Vollkornmehl
- 1/2 Teelöffel Backpulver
- 1/4 Teelöffel Backpulver
- Prise Salz
- 1/2 Tasse griechischer Naturjoghurt
- 1/4 Tasse ungesüßte Mandelmilch
- 1 Ei
- 1 Esslöffel Honig oder Ahornsirup
- 1/2 Teelöffel Vanilleextrakt
- Kochspray oder Olivenöl zum Einfetten der Pfanne

Anweisungen:

1. In einer Schüssel Vollkornmehl, Backpulver, Natron und Salz vermischen.

2. In einer anderen Schüssel griechischen Naturjoghurt, ungesüßte Mandelmilch, Ei, Honig oder Ahornsirup und Vanilleextrakt vermischen.

3. Gießen Sie die feuchten Zutaten zu den trockenen Zutaten und rühren Sie, bis alles gut vermischt ist.

4. Erhitzen Sie eine beschichtete Pfanne oder Grillplatte bei mittlerer Hitze und fetten Sie sie leicht mit Kochspray oder Olivenöl ein.

5. Für jeden Pfannkuchen 1/4 Tasse Teig in die Pfanne geben.

6. 2-3 Minuten kochen, bis sich auf der Oberfläche Blasen bilden, dann umdrehen und weitere 1-2 Minuten goldbraun backen.

7. Heiß mit Toppings Ihrer Wahl servieren.

Mittagessen: Gebratenes Huhn und Gemüse

Zutaten:

- 4 Unzen Hähnchenbrust, in Scheiben geschnitten
- 1/2 Tasse gemischtes Gemüse (wie Paprika, Brokkoli und Zuckererbsen)
- 1 Esslöffel natriumarme Sojasauce
- 1/2 Teelöffel Olivenöl
- 1/2 Teelöffel gehackter Knoblauch
- 1/2 Teelöffel gehackter Ingwer
- Gekochter brauner Reis (optional)

Anweisungen:

1. Olivenöl in einer Pfanne oder einem Wok bei mittlerer bis hoher Hitze erhitzen.

2. Gehackten Knoblauch und gehackten Ingwer hinzufügen und 1 Minute anbraten.

3. In Scheiben geschnittene Hähnchenbrust hinzufügen und braten, bis sie braun sind.

4. Das gemischte Gemüse hinzufügen und kochen, bis es zart-knusprig ist.

5. Natriumarme Sojasauce einrühren und weitere 1–2 Minuten kochen lassen.

6. Auf Wunsch heiß über gekochtem braunem Reis servieren.

Abendessen: Putenfleischbällchen mit Marinara-Sauce

Zutaten:

- 4 Unzen gemahlener Truthahn
- 1/4 Tasse Semmelbrösel (achten Sie auf natriumarme Optionen)
- 1 Ei
- 1/2 Teelöffel getrocknetes italienisches Gewürz
- Salz und Pfeffer nach Geschmack
- 1/2 Tasse Marinara-Sauce (achten Sie auf natriumarme Optionen)

Anweisungen:

1. Heizen Sie den Ofen auf 375 °F (190 °C) vor.

2. In einer Schüssel Putenhackfleisch, Semmelbrösel, Ei, getrocknete italienische Gewürze, Salz und Pfeffer vermischen.

3. Aus der Mischung Fleischbällchen formen und diese auf ein mit Backpapier ausgelegtes Backblech legen.

4. 20–25 Minuten backen oder bis die Fleischbällchen gar und leicht gebräunt sind.

5. Heiß mit Marinara-Sauce servieren.

Tag 15:

Frühstück: Beeren-Chia-Pudding

Zutaten:

- 1/4 Tasse Chiasamen

- 1 Tasse ungesüßte Mandelmilch

- 1/4 Teelöffel Vanilleextrakt

- 1/4 Tasse gemischte Beeren (wie Erdbeeren, Blaubeeren und Himbeeren)

- 1 Esslöffel gehobelte Mandeln

- 1 Teelöffel Honig oder Ahornsirup (optional)

Anweisungen:

1. In einer Schüssel Chiasamen, ungesüßte Mandelmilch und Vanilleextrakt vermischen.

2. Gut umrühren und 5 Minuten ruhen lassen.

3. Rühren Sie die Mischung erneut um, um ein Verklumpen zu verhindern, und decken Sie sie dann ab und stellen Sie sie über Nacht oder mindestens 4 Stunden lang in den Kühlschrank.

4. Vor dem Servieren den Chia-Pudding noch einmal umrühren und mit gemischten Beeren, gehobelten Mandeln und nach Wunsch mit einem Schuss Honig oder Ahornsirup belegen.

Mittagessen: Spinat-Quinoa-Salat

Zutaten:

- 1 Tasse gekochte Quinoa, abgekühlt

- 1 Tasse frische Spinatblätter

- 1/4 Tasse gewürfelte Gurke

- 1/4 Tasse Kirschtomaten, halbiert

- 1/4 Tasse gewürfelte Paprika

- 2 Esslöffel zerbröckelter Feta-Käse

- 1 Esslöffel Balsamico-Vinaigrette-Dressing (achten Sie auf natriumarme Optionen)

- Salz und Pfeffer nach Geschmack

1. In einer großen Schüssel gekochte Quinoa, frische Spinatblätter, Gurkenwürfel, Kirschtomaten, Paprikawürfel und zerbröckelten Feta-Käse vermischen.

2. Das Balsamico-Vinaigrette-Dressing über den Salat träufeln.

3. Mit Salz und Pfeffer abschmecken.

4. Vorsichtig umrühren, um alle Zutaten gleichmäßig zu bedecken.

5. Sofort servieren.

Abendessen: Gegrilltes Hähnchen mit Zitronenkräutern

Zutaten:

- 4 Unzen Hähnchenbrust
- 1/2 Esslöffel Olivenöl
- 1/2 Esslöffel Zitronensaft
- 1/2 Teelöffel getrocknete Kräuter (z. B. Rosmarin oder Thymian)
- Salz und Pfeffer nach Geschmack

Anweisungen:

1. In einer Schüssel Olivenöl, Zitronensaft, getrocknete Kräuter, Salz und Pfeffer verrühren.

2. Legen Sie die Hähnchenbrust in eine flache Schüssel und gießen Sie die Marinade darüber, sodass das Hähnchen gleichmäßig bedeckt ist.

3. Abdecken und mindestens 30 Minuten oder bis zu 4 Stunden im Kühlschrank lagern.

4. Heizen Sie den Grill oder die Grillpfanne bei mittlerer bis hoher Hitze vor.

5. Grillen Sie die Hähnchenbrust auf jeder Seite 6–8 Minuten lang oder bis sie gar ist und in der Mitte nicht mehr rosa ist.

6. Heiß servieren.

Tag 16:

Frühstück: Apfel-Zimt-Haferflocken

Zutaten:

- 1/4 Tasse altmodische Haferflocken
- 1/2 Tasse Wasser oder ungesüßte Mandelmilch
- 1/2 Apfel, gewürfelt
- 1/2 Teelöffel Zimt
- 1 Esslöffel gehackte Walnüsse
- 1 Teelöffel Honig oder Ahornsirup (optional)

Anweisungen:

1. In einem Topf Wasser oder ungesüßte Mandelmilch zum Kochen bringen.

2. Fügen Sie Haferflocken, Apfelwürfel und Zimt hinzu.

3. Reduzieren Sie die Hitze auf eine niedrige Stufe und köcheln Sie unter gelegentlichem Rühren 5–7 Minuten lang oder bis die Haferflocken weich sind und die Mischung eindickt.

4. Vom Herd nehmen und gehackte Walnüsse unterrühren.

5. Nach Belieben mit Honig oder Ahornsirup beträufeln.

6. Warm servieren.

Mittagessen: Tofu und Gemüsepfanne

Zutaten:

- 4 Unzen fester Tofu, abgetropft und gewürfelt
- 1/2 Tasse gemischtes Gemüse (wie Brokkoli, Paprika und Zuckererbsen)
- 1 Esslöffel natriumarme Sojasauce
- 1/2 Teelöffel Sesamöl
- 1/2 Teelöffel gehackter Knoblauch
- 1/2 Teelöffel gehackter Ingwer
- 1/2 Teelöffel Olivenöl

Anweisungen:

1. Olivenöl in einer Pfanne oder einem Wok bei mittlerer bis hoher Hitze erhitzen.
2. Gehackten Knoblauch und gehackten Ingwer hinzufügen und 1 Minute anbraten.
3. Gewürfelten Tofu hinzufügen und kochen, bis er leicht gebräunt ist.
4. Das gemischte Gemüse hinzufügen und kochen, bis es zart-knusprig ist.
5. Natriumarme Sojasauce und Sesamöl unterrühren.
6. Unter ständigem Rühren weitere 1-2 Minuten kochen lassen.
7. Heiß servieren.

Abendessen: Gebackener Kabeljau mit Tomaten-Basilikum-Salsa

Zutaten:

- 4 Unzen Kabeljaufilet
- 1/2 Esslöffel Olivenöl
- 1/2 Tasse gewürfelte Tomaten

- 2 Esslöffel gehacktes frisches Basilikum
- 1 Teelöffel Balsamico-Essig
- Salz und Pfeffer nach Geschmack

Anweisungen:

1. Heizen Sie den Ofen auf 375 °F (190 °C) vor.
2. Das Kabeljaufilet auf ein mit Backpapier ausgelegtes Backblech legen.
3. Olivenöl über den Kabeljau träufeln.
4. Mit Salz und Pfeffer würzen.
5. 12–15 Minuten backen, oder bis der Kabeljau gar ist und sich mit einer Gabel leicht zerbröseln lässt.
6. In einer Schüssel gewürfelte Tomaten, gehacktes frisches Basilikum, Balsamico-Essig, Salz und Pfeffer zu der Salsa vermischen.
7. Den gebackenen Kabeljau mit Tomaten-Basilikum-Salsa servieren.

Tag 17:

Frühstück: Mandelbutter-Bananen-Smoothie

Zutaten:

- 1 reife Banane
- 1 Esslöffel Mandelbutter
- 1/2 Tasse ungesüßte Mandelmilch
- 1 Esslöffel Haferflocken
- 1/2 Teelöffel Honig oder Ahornsirup (optional)
- Eiswürfel (optional)

Anweisungen:

1. In einem Mixer die reife Banane, Mandelbutter, ungesüßte Mandelmilch, Haferflocken und gegebenenfalls Honig oder Ahornsirup vermischen.
2. Mixen, bis eine glatte und cremige Masse entsteht.
3. Fügen Sie nach Wunsch Eiswürfel hinzu, um einen kälteren Smoothie zu erhalten.
4. In ein Glas füllen und sofort servieren.

Mittagessen: Caprese-Salat mit Balsamico-Glasur

Zutaten:

- 1 reife Tomate, in Scheiben geschnitten
- 1/4 Tasse frischer Mozzarella-Käse, in Scheiben geschnitten
- 2-3 frische Basilikumblätter
- 1 Esslöffel Balsamico-Glasur
- Salz und Pfeffer nach Geschmack

Anweisungen:

1. Die Tomatenscheiben und den frischen Mozzarella-Käse abwechselnd auf einem Teller anrichten.
2. Frische Basilikumblätter zwischen die Tomaten- und Käsescheiben stecken.
3. Balsamico-Glasur über den Salat träufeln.
4. Mit Salz und Pfeffer abschmecken.
5. Sofort servieren.

Abendessen: Zitronen-Knoblauch-Garnelen mit Quinoa

Zutaten:

- 4 Unzen Garnelen, geschält und entdarmt

- 1/2 Esslöffel Olivenöl

- 1 Knoblauchzehe, gehackt

- 1 Esslöffel Zitronensaft

- 1/2 Teelöffel Zitronenschale

- 1/2 Teelöffel getrockneter Oregano

- Salz und Pfeffer nach Geschmack

- 1/2 Tasse gekochte Quinoa

- Frische Petersilie zum Garnieren (optional)

Anweisungen:

1. In einer Schüssel Garnelen, Olivenöl, gehackten Knoblauch, Zitronensaft, Zitronenschale, getrockneten Oregano, Salz und Pfeffer vermischen.

2. Rühren, bis die Garnelen gleichmäßig mit der Marinade bedeckt sind.

3. Eine Pfanne bei mittlerer Hitze erhitzen und die marinierten Garnelen hinzufügen.

4. Auf jeder Seite 2-3 Minuten braten, oder bis die Garnelen rosa und undurchsichtig sind.

5. Servieren Sie die gekochten Garnelen über gekochtem Quinoa.

6. Nach Belieben mit frischer Petersilie garnieren.

7. Heiß servieren.

Tag 18:

Frühstück: Griechische Joghurtschüssel mit Obst und Nüssen

Zutaten:

- 1/2 Tasse griechischer Naturjoghurt

- 1/4 Tasse gemischte Beeren (wie Erdbeeren, Blaubeeren und Himbeeren)

- 1 Esslöffel gehackte Nüsse (z. B. Mandeln oder Walnüsse)

- 1 Teelöffel Honig oder Ahornsirup (optional)
- 1 Esslöffel Müsli (achten Sie auf Optionen mit niedrigem Natriumgehalt)

Anweisungen:

1. Geben Sie griechischen Naturjoghurt in eine Schüssel.
2. Mit gemischten Beeren und gehackten Nüssen belegen.
3. Nach Belieben mit Honig oder Ahornsirup beträufeln.
4. Granola darüber streuen.
5. Sofort servieren.

Mittagessen: Quinoa-Salat mit geröstetem Gemüse

Zutaten:

- 1/2 Tasse gekochte Quinoa, abgekühlt
- 1/2 Tasse geröstetes Gemüse (z. B. Paprika, Zucchini und Aubergine)
- 2 Esslöffel zerbröckelter Feta-Käse
- 1 Esslöffel gehackte frische Petersilie
- 1 Esslöffel Balsamico-Vinaigrette-Dressing (achten Sie auf natriumarme Optionen)
- Salz und Pfeffer nach Geschmack

Anweisungen:

1. In einer Schüssel gekochte Quinoa, geröstetes Gemüse, zerbröckelten Feta-Käse, gehackte frische Petersilie und Balsamico-Vinaigrette-Dressing vermischen.
2. Mit Salz und Pfeffer abschmecken.
3. Vorsichtig umrühren, um alle Zutaten gleichmäßig zu bedecken.
4. Gekühlt oder bei Zimmertemperatur servieren.

Abendessen: Truthahn-Gemüse-Pfanne

Zutaten:

- 4 Unzen gemahlener Truthahn
- 1/2 Esslöffel Olivenöl
- 1/4 Tasse gewürfelte Zwiebel
- 1/2 Tasse gemischtes Gemüse (wie Karotten, Erbsen und Mais)
- 1/2 Teelöffel getrocknetes italienisches Gewürz
- Salz und Pfeffer nach Geschmack

Anweisungen:

1. Olivenöl in einer Pfanne bei mittlerer Hitze erhitzen.
2. Gewürfelte Zwiebeln dazugeben und glasig dünsten.
3. Putenhackfleisch dazugeben und anbraten, bis es braun ist.
4. Mischgemüse und getrocknete italienische Gewürze unterrühren.
5. 5-7 Minuten kochen lassen oder bis das Gemüse weich ist.
6. Mit Salz und Pfeffer abschmecken.
7. Heiß servieren.

Tag 19:

Frühstück: Beeren-Protein-Smoothie

Zutaten:

- 1/2 Tasse gemischte Beeren (wie Erdbeeren, Blaubeeren und Himbeeren)
- 1/2 Tasse ungesüßte Mandelmilch
- 1 Messlöffel Vanille-Proteinpulver
- 1 Esslöffel griechischer Joghurt
- 1 Teelöffel Honig oder Ahornsirup (optional)

- Eiswürfel (optional)

Anweisungen:

1. Mischen Sie in einem Mixer gemischte Beeren, ungesüßte Mandelmilch, Vanille-Proteinpulver, griechischen Joghurt und gegebenenfalls Honig oder Ahornsirup.

2. Mixen, bis eine glatte und cremige Masse entsteht.

3. Fügen Sie nach Wunsch Eiswürfel hinzu, um einen kälteren Smoothie zu erhalten.

4. In ein Glas füllen und sofort servieren.

Mittagessen: Kichererbsen-Avocado-Salat

Zutaten:

- 1/2 Tasse Kichererbsen aus der Dose, abgespült und abgetropft
- 1/2 Avocado, gewürfelt
- 1/4 Tasse gewürfelte Gurke
- 1/4 Tasse Kirschtomaten, halbiert
- 2 Esslöffel gehackter frischer Koriander
- 1 Esslöffel Limettensaft
- 1 Teelöffel Olivenöl
- Salz und Pfeffer nach Geschmack

Anweisungen:

1. In einer Schüssel Kichererbsen aus der Dose, gewürfelte Avocado, gewürfelte Gurke, Kirschtomaten, gehackten frischen Koriander, Limettensaft, Olivenöl, Salz und Pfeffer vermischen.

2. Vorsichtig umrühren, um alle Zutaten gleichmäßig zu bedecken.

3. Gekühlt oder bei Zimmertemperatur servieren.

Abendessen: Lachs mit Spargel

- 4 Unzen Lachsfilet
- 1/2 Esslöffel Olivenöl
- 1/2 Zitrone, in Scheiben geschnitten
- 4-6 Stangen Spargel
- Salz und Pfeffer nach Geschmack

Anweisungen:

1. Heizen Sie den Ofen auf 375 °F (190 °C) vor.
2. Das Lachsfilet auf ein mit Backpapier ausgelegtes Backblech legen.
3. Olivenöl über den Lachs träufeln.
4. Mit Salz und Pfeffer würzen.
5. Zitronenscheiben auf den Lachs legen.
6. Spargelstangen rund um den Lachs anordnen.
7. 12–15 Minuten backen oder bis der Lachs gar ist und sich mit einer Gabel leicht zerteilen lässt.
8. Heiß servieren.

Tag 20:

Frühstück: Gemüse-Ei-Muffins

Zutaten:

- 2 Eier
- 1/4 Tasse gewürfelte Paprika
- 1/4 Tasse gewürfelte Tomaten
- 1/4 Tasse gewürfelter Spinat

- 2 Esslöffel geriebener fettarmer Käse
- Salz und Pfeffer nach Geschmack

1. Heizen Sie den Ofen auf 350 °F (175 °C) vor.
2. In einer Schüssel Eier, gewürfelte Paprika, gewürfelte Tomaten, gewürfelten Spinat, geriebenen fettarmen Käse, Salz und Pfeffer verquirlen.
3. Eine Muffinform mit Kochspray oder Olivenöl einfetten.
4. Gießen Sie die Eimischung gleichmäßig in jede Muffinform und füllen Sie sie zu etwa 3/4.
5. 20–25 Minuten backen oder bis die Eiermuffins fest sind und oben leicht gebräunt sind.
6. Aus dem Ofen nehmen und vor dem Servieren etwas abkühlen lassen.

Mittagessen: Truthahn-Wrap mit Hummus

Zutaten:

- 2 Unzen geschnittene Putenbrust
- 1 Vollkorn-Tortilla
- 2 Esslöffel Hummus
- 1/4 Tasse gemischtes Grün
- 1/4 Tasse geschnittene Gurke
- 1/4 Avocado, in Scheiben geschnitten

Anweisungen:

1. Hummus gleichmäßig auf der Vollkorn-Tortilla verteilen.

2. Legen Sie Putenbrustscheiben, gemischtes Gemüse, Gurkenscheiben und Avocadoscheiben auf die Tortilla.

3. Die Tortilla fest aufrollen.

4. Den Wrap halbieren und servieren.

Abendessen: Gebackene Hähnchenschenkel mit geröstetem Gemüse

Zutaten:

- 2 Hähnchenschenkel, mit Knochen und Haut
- 1/2 Esslöffel Olivenöl
- 1/2 Teelöffel getrocknete Kräuter (z. B. Rosmarin oder Thymian)
- Salz und Pfeffer nach Geschmack
- Verschiedene Gemüsesorten (z. B. Karotten, Kartoffeln und Rosenkohl), in Stücke geschnitten

Anweisungen:

1. Heizen Sie den Ofen auf 400 °F (200 °C) vor.

2. Legen Sie die Hähnchenschenkel auf ein mit Backpapier ausgelegtes Backblech.

3. Olivenöl über die Hähnchenschenkel träufeln.

4. Streuen Sie getrocknete Kräuter, Salz und Pfeffer gleichmäßig über die Hähnchenschenkel.

5. Das verschiedene Gemüse rund um die Hähnchenschenkel anrichten.

6. 30–35 Minuten backen, oder bis das Hähnchen gar ist und das Gemüse zart ist.

7. Heiß servieren.

Tag 21:

Frühstück: Spinat-Feta-Ei-Rührei

Zutaten:

- 2 Eier
- 1/4 Tasse frischer Spinat, gehackt
- 2 Esslöffel zerbröckelter Feta-Käse
- 1 Teelöffel Olivenöl
- Salz und Pfeffer nach Geschmack

Anweisungen:

1. In einer Schüssel die Eier, den gehackten frischen Spinat, den zerbröckelten Feta-Käse, Salz und Pfeffer verquirlen.

2. Olivenöl in einer beschichteten Pfanne bei mittlerer Hitze erhitzen.

3. Gießen Sie die Eiermischung in die Pfanne.

4. Unter gelegentlichem Rühren kochen, bis die Eier verrührt und vollständig gekocht sind.

5. Heiß servieren.

Mittagessen: Quinoa- und Schwarzbohnensalat

Zutaten:

- 1/2 Tasse gekochte Quinoa, abgekühlt
- 1/4 Tasse schwarze Bohnen aus der Dose, abgespült und abgetropft
- 1/4 Tasse gewürfelte Paprika (jede Farbe)
- 1/4 Tasse gewürfelte Gurke
- 2 Esslöffel gehackter frischer Koriander
- 1 Esslöffel Limettensaft
- 1 Teelöffel Olivenöl

- Salz und Pfeffer nach Geschmack

Anweisungen:

1. In einer Schüssel gekochtes Quinoa, schwarze Bohnen, gewürfelte Paprika, gewürfelte Gurke, gehackten frischen Koriander, Limettensaft, Olivenöl, Salz und Pfeffer vermischen.
2. Vorsichtig umrühren, um alle Zutaten gleichmäßig zu bedecken.
3. Gekühlt oder bei Zimmertemperatur servieren.

Abendessen: Gegrillte Gemüsespieße

Zutaten:

- Verschiedene Gemüsesorten (z. B. Kirschtomaten, Paprika, Zucchini und Pilze), in Stücke geschnitten
- 1 Esslöffel Olivenöl
- 1 Teelöffel getrocknetes italienisches Gewürz
- Salz und Pfeffer nach Geschmack

Anweisungen:

1. Heizen Sie den Grill oder die Grillpfanne bei mittlerer bis hoher Hitze vor.
2. Die verschiedenen Gemüsesorten auf Spieße stecken und die Gemüsesorten nach Belieben abwechseln.
3. In einer kleinen Schüssel Olivenöl, getrocknete italienische Gewürze, Salz und Pfeffer verrühren.
4. Die Gemüsespieße mit der Olivenölmischung bestreichen.
5. Die Spieße unter gelegentlichem Wenden 8–10 Minuten grillen, bis das Gemüse zart und leicht verkohlt ist.
6. Heiß servieren.

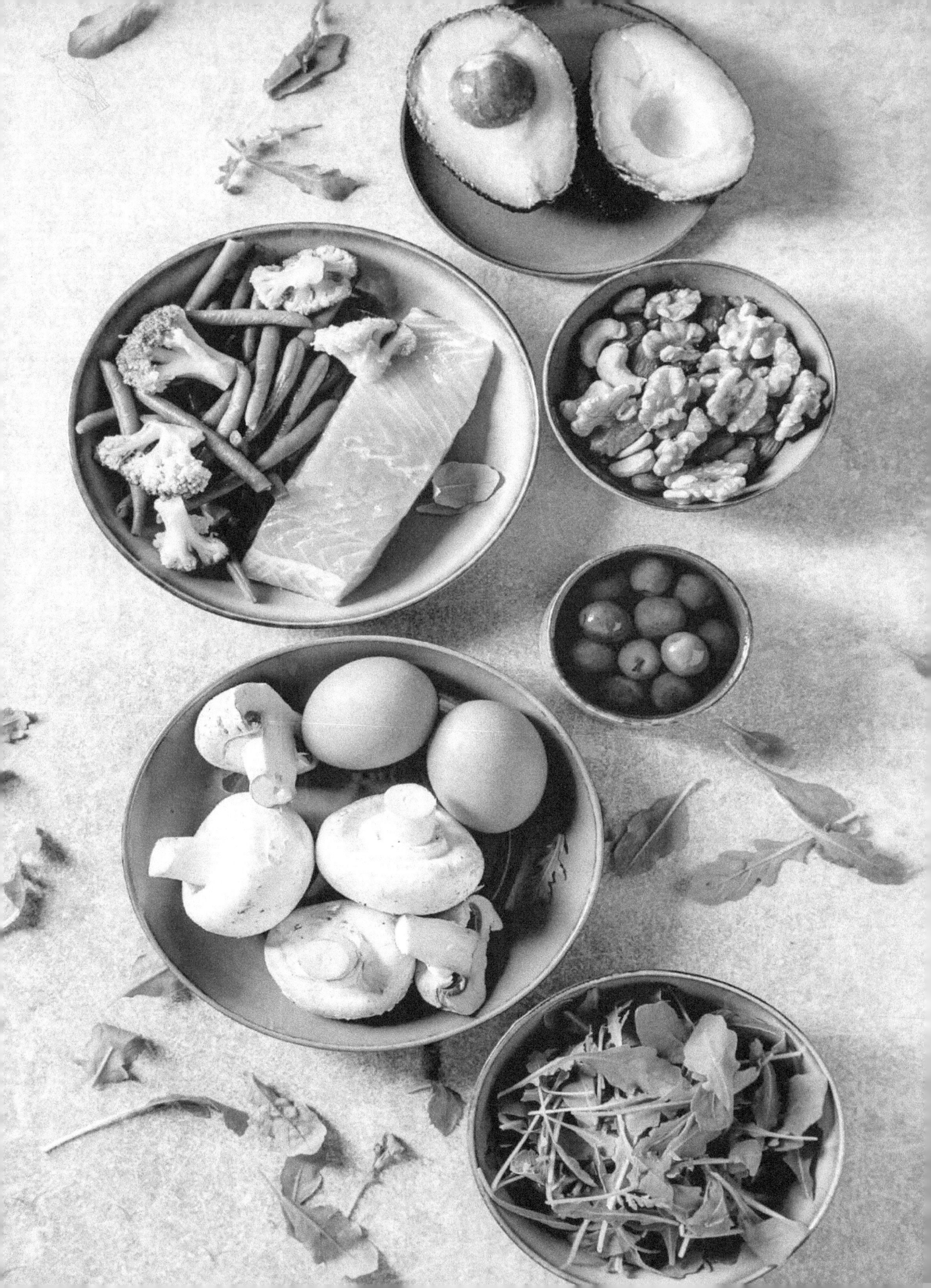

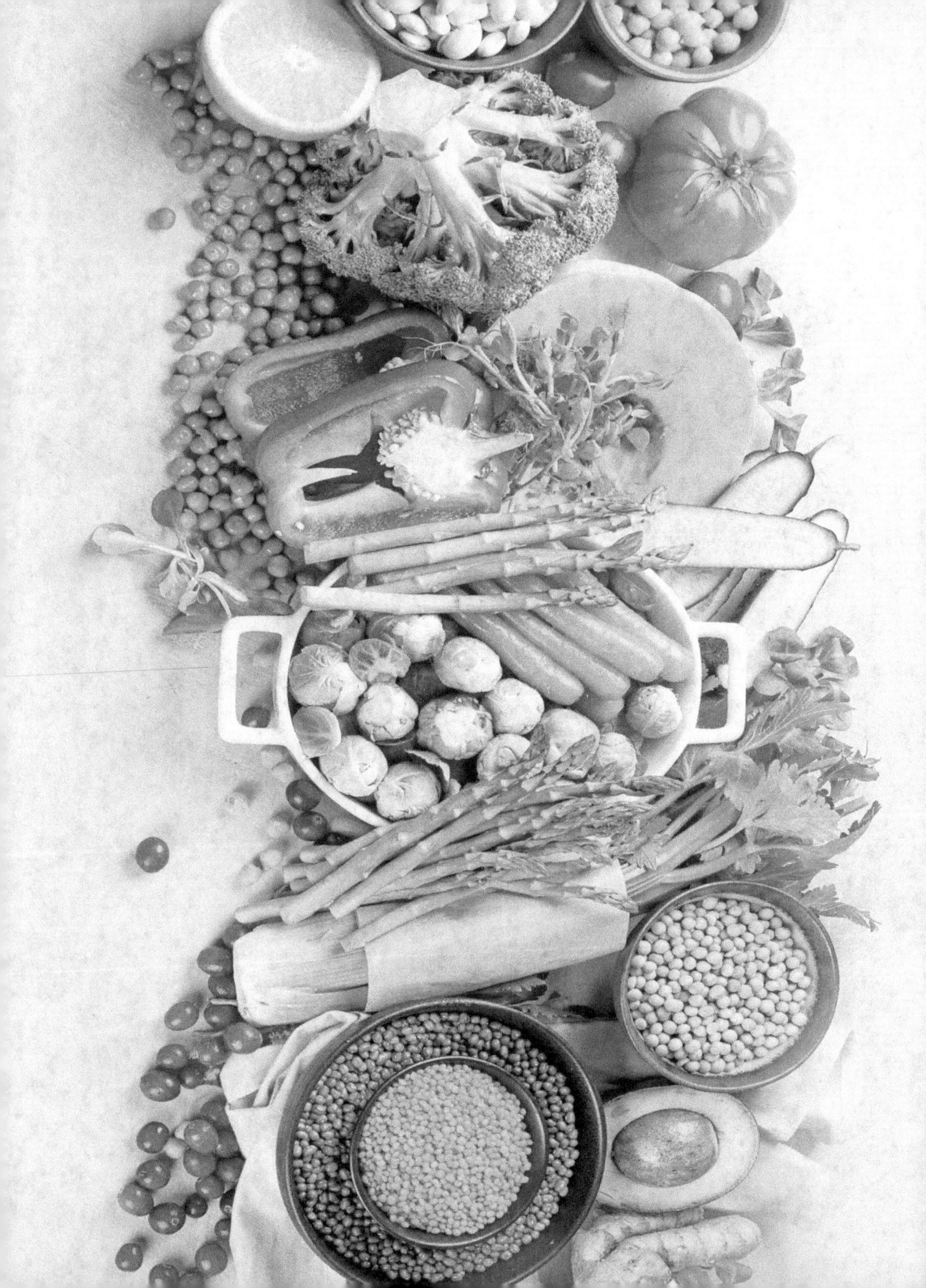